もう職場から"うつ"を出さない！

ストレスチェック時代の最新メンタル不調予防法

はじめに

労働統計からみる人材戦略

　著者は、産業医という立場で企業の健康支援を引き受けています。2013年ごろまでは心身に不調をきたす方というと、リストラや企業の統廃合、事業構造変革に対応できない方が中心でした。しかし、2014年以降はこの傾向に変化が起きています。

　最近の傾向として特記すべきは、心身に不調をきたす入社0〜2年目の人が増えていることです。それも実務遂行能力が不足している方から多く出ています。この方たちの特徴は、自身の能力不足を勤勉さで乗り越えようという態度に乏しく、すぐに精神科に駆け込んでは「適応障碍」という診断書をもらって休職に入ってしまうということです。このような方をなぜ採用したのかを企業側に確認すると、多くのケースで「採用要件を緩和したから」と答えています。

　他方、このような新入社員を教えるベテラン労働者においても、「抑うつ性障碍」という、いわゆる「うつ病」に罹ってしまう方が増えています。その理由は先ほどの話の裏返しです。新入社員の習熟度が、これまでの採用者と比べ桁外れに伸びないことから、仕事を任せられるに至りません。仕事量が多いから採用したにも関わらず、仕事を任せられない以上、自身らで解決する他ありません。つまりは無理を圧しての対応という過重労働が解消されず、病気になり倒れるまで脱出できないという恐ろしい現実が訪れています。

　それではなぜ企業は採用要件を緩和したのでしょうか。その数的根拠は厚生労働省が毎月公表している「一般職業紹介状況」にて確認することができます。新規求人者数は年平均でみても、年度平均でみても2009年の50万人台前半から、2015年は80万人台後半へと一貫して増加し続けています。総務省統計局による「人口推計」によると、15〜64歳の人口である生産年齢人口がピークを迎えたのは、今から21年も前の1995年のことでした。その後、この値は年に100万人の単位で失われ続け、2016年7月1日時点（直近時）の7649万人（概算値）と比較すると、この20年の間に12%もの生産年齢人口が減少していることがわかります。有効求人倍率は2013年10月に1倍を超えた後、多少の増減はありますが増加を続け、直近の2016年6月には1.37倍になり、さらに全ての都道府県で1倍を超えました。すなわち全国的に求人が増えている中、人

材供給が追いついていません。

　今後の生産年齢人口は悲観的です。人口推計をみると、2035年には生産年齢人口はピーク時の73％と約3割も、2045年には61％と約4割も減少することが想定されています。今でも採用要件を緩和している企業は多いと思いますが、将来的にはさらに緩和せざるを得なくなりましょう。したがって、今後は人材を外に求めることは期待できず、今、雇用している労働者を大切にする必要があります。

メンタルヘルスケアの投資対効果

　厚生労働省による「患者調査」では、「心の病」の一つである「うつ病」と呼ばれる、抑うつ性障碍と診断された方は年々増加しています。1996年10月時点での厚生労働省による「患者調査」では、ある1日、「精神及び行動の障害」（注：定義の字句をそのまま使用。本来、障害ではなく障碍と記載すべきと著者は考える）という、すなわちメンタル不調で入院または外来で通院していた患者数は32万5000人台に過ぎませんでしたが、2014年になると52万3000人台へと6割も増加しています。

　通院している推定患者数は25万8000人と、糖尿病患者の22万2000人や高血圧患者の17.1万人を上回っている実際があります。風邪を含めた呼吸器系の疾患が80万人であることからすると、風邪で2回通院する方は年に1回はメンタル不調になってもおかしくないといえます。

　では、どれだけの労働者がメンタル不調で休んでいるのでしょうか。2004年度に厚生労働省が行った「うつ病を中心としたこころの健康障害をもつ労働者の職場復帰および職場適応支援方策に関する研究」によると、労働者人口の大部分を占める中小規模事業場における精神障碍による疾病休業率は0.79％に上っていました。総労働者数を6000万人とすると、年間47万人もの労働者が精神障碍により休職を余儀なくされている実際があるものと推定できます。また、この研究で明らかになった平均休職年月数は5.2カ月でした。

　休職者が1人生じた場合に企業が被る逸失利益を求めてみましょう。国税庁の「平成26年分民間給与実態統計調査」によると、労働者一人あたりの年間の平均給与は415万5000円でした。5.2カ月休職すると約180万円分の働きを企業は得られない計算になります。代替要員の確保も考えないといけない場合も

ありましょう。単純に倍額を考えると約360万円になります。営業利益率を5％としましょう。360万円を5％で割ると、なんと7200万円もの負担を企業は被っている試算が得られます。心の病による休職者を出さないために年間2000万や3000万円出費したとしても、投資対効果が年あたり2倍を超えることから、メンタルヘルスケアへの取り組みは極めて優れた投資対象とみなせます。

「心の病」の特徴

　風邪もひどいと仕事を休まなければなりません。メンタル不調の場合もそうです。しかし風邪のように1日2日と、寝て起きてを繰り返すことで体調が良くなってくることを感じられる病気と違い、例えばうつ病に罹っていると判断されると、たいていは「X月Y日より休職が必要」との診断書が交付されます。いきなり休職と言われた労働者が出たとして、労働者も、そして支援する人事担当者も戸惑うことばかりという実際が待っています。何しろ診断書に書かれた休職期間は、最初は1週間や2週間の単位だったのが、そのうち、1カ月や2カ月単位に変わってきたりします。
　すると、「休ませているのに、悪くなっているとはどういうことだ！」、「いったい、どんな治療をしているのだ！」といった職場側からの疑問の声が出てきます。それに対して「職場にどう説明したら良いのか？」、「代替人員の確保はどうしたものか」と人事労務担当者は見通しが立てられずに困ってしまいます。
　そうしているうち、診断書に「回復したためX月の3カ月後の1日から復帰可能」と出てきて、診断書を信じて復職させたとします。ところが復職直後は、決まった時刻に出勤できず、出勤できたとしても居眠りが目立ち、早退が続く場合が少なくありません。これは「プリゼンティーズム」というメンタル不調によく見られる症状なのですが、出勤しても机に突っ伏している状況に、職場は病気なのか労働者の怠慢なのか判断は難しく感じます。迷った末復帰してもらったとしても、職場から「ちゃんと判断したのか！」といった疑問の声を受けてしまうと人事担当者側は「こちらがどれだけ苦労しているのかわかってもらえないのだな」とやるせない気持ちを感じるはめになってしまいます。
　このように「心の病」についてよくわからないまま対応をとってしまうと、その労働者と向き合う期間中、人事労務担当者は悩み続けなくてはならない現実が生じます。

「そもそも診断書は何だったのか？医者は何を診ているのか？」と途方にくれるばかりです。
　同じような悩みは、休職した労働者も抱えています。
　何週間も同じ状況が続くと、「くすりが合っていないのではないか？」とか、「いつまでかかるのだろうか？」とか、「元の仕事に戻れるのだろうか……？」と、気もそぞろになり焦ってしまいます。
　そして治りきっていない状態なのに「収入が得られないと困る！」、「居場所がなくなるのではないか？」と不安が重なり、無理をおして仕事に戻る方が多数います。
　戻った後も、「遅れを取り戻そう！」、「迷惑をかけた分、挽回しなくちゃ！」と無理を重ね、さらに体調を悪化させる場合も少なくありません。
　なお、上記のように治す意志があればまだ良い方です。治す意志すら感じられないパターンも確認されています。週刊誌に「新型うつ」と報じられたこと、記憶にありませんでしょうか。典型例は「やる気がおきないから」といって仕事をせず、あろうことか精神科に通院しては職場の悪口をぶちまけ、「要休職」と記載がされた診断書を交付してもらうというものです。精神科医も共犯の場合もあります。
　著者の調べたところによると、診断の根拠を開示できた精神科医はわずか5.6%のみで、44.4%は無駄な投薬をしていたことがわかりました。このことを著者は日本精神神経学会にて明らかにしています。本人に適切な指導をせずに、繰り返し「要休職」との診断書や投薬はするという精神科医がいる現実を著者は少なくとも2010年から公にしてきました。
　休職中の収入保障として知られる傷病手当金制度の支給上限期間は１年半もあります。企業によっては２年も３年も休職が可能な制度を設けている場合もあります。「要休職」との診断書に対して人事労務担当者は、どこまでが病気なのか、どこからが本人の心構えなのか区分できません。吟味する立場として法的に産業医が位置づけられているのですが、全国に８万人いるという産業医のうち、メンタルヘルスに長けた産業医はわずか1000人程度とされています。産業医の支援が得がたいなかでは、人事労務担当者は休職申請を認めざるを得なくなります。
　これを繰り返すと仕事をしなくても何年も暮らせることになります。有効求人倍率が1.3倍を超えた今、そういう企業を渡り歩くケースすらあります。傷

病手当金の誤用か悪用かのいずれかの場合には神経戦になり、複数ケースを抱えてしまうと人事労務担当者はいよいよ参ってしまいます。これでは正直者が報われず、企業の成長性にさえ悪影響をおよぼさないとも限りません。実際の話ですが、新人研修が終わり、職場に配属されたとたん、何カ月もの休職に至った新入社員が出たことに対して人事労務担当者が、採用担当者に、「採用ミスではないか」との疑念をぶつけたために、両者の間柄が険悪になっている企業も確認されています。

　この「新型うつ」の増加の背景は、少子化のせいだとか、核家族化のせいだとか、共働きのせいだとか、ゆとり教育のせいだとか、ネット社会の発達で人対人のコミュニケーションが貧弱になったせいだなど諸説があります。しかし犯人探しをしていても、問題は解決できていません。以下の図は、そんな現実を如実に現しています。なにしろ職場復帰できない休職者の割合が3割を超えている企業が半分もあるという現実があります。このように、いつになれば治るのかという見通しを立てづらいこと、見通しが頻繁に変わること、人事労務担当者ではどこまでが病気の問題でありどこまでが本人の心構えの問題であるのかの判断ができないこと、復職が難しいことが「心の病」の特徴です。

図　過去にメンタル不調で休職した社員が完全に職場に復帰できた割合

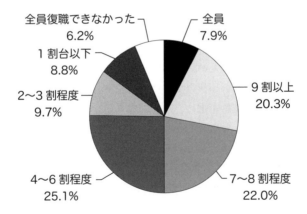

※労務行政研究所「企業におけるメンタルヘルスの実態と対策」(2010.08.31) より

公的対応

　2006年3月31日に「労働者の心の健康の保持増進のための指針」（以下「メンタルヘルス指針」とする）が示されました。メンタルヘルス指針では、各事業所はその実態に即した形で、以下のようなメンタルヘルス対策に積極的に取り組むこととされています。
・「心の健康づくり計画」を策定する。
・管理監督者を始めとした関係者に対するメンタルヘルスに関する教育や研修の機会を設ける。
・「4つのケア」といわれる①セルフケア、②ラインによるケア、③事業場内産業保健スタッフ等によるケア、④事業場外資源によるケアを効果的に推進する。
・職場環境の改善を図る。
・メンタル不調者への対応を行う。
・職場復帰支援を始めとした就労支援を行う。

　職場復帰支援に関しては厚生労働省が2009年3月に「改訂心の健康問題により休業した労働者の職場復帰支援の手引き」（以下、「手引き」とする）を用意しています。しかしながらこの手引きは、「衛生管理者等」や「事業所内産業保健スタッフ」といった専門用語が理解を妨げているだけではなく、こうした専門用語を理解できる専門職が社内にいることを前提にしているかのような内容でした。

　また、診断書が出されてからの記述は充実しているものの、休職者発生直後からの対応はないに等しいため、対応に苦慮している実際が多く確認されました。専門職が社内にいない事業場でも、社会保険労務士や著者のような労働衛生コンサルタントとの契約を進め、熱心に取り組む事業場もあれば、そうではないところも出たりと、事業場での対応に差異が生じています。

　2014年6月に国は労働安全衛生法を改正し「ストレスチェック制度」を創設しました。労働者の心理的な負担の程度を把握するための検査を「ストレスチェック」といいますが、2015年12月から、一定規模以上の企業はこのストレスチェックを実施する義務があることになっています。2006年から実施されている「長時間労働者への医師による面接指導制度」では、月あたりの超過労働時間数が100時間等の、長時間労働に従事していた労働者しか医師による面接指導制度は希望できませんでした。しかし、この「ストレスチェック制度」導

入にて、一定の基準を超過した希望者全員が医師の面接を受けられるようになりました。

そしてベンチマークとしてこれまでに得られた全国統計と自社の結果を比較することで、その企業や部署という集団の、いわゆる"働きやすさ"が把握できるという「集団分析」も実施可能となりました。どのような対策を執れば、その企業集団は働きやすくなるのかまで考察し、対策を企業に講じてもらうことが制度のねらいです。これまでの身体に対する定期健診に加え、心に対する健康診断の法的義務化により労働者の心身両面の不調や失調を未然に防止できることが見込まれます。

これらの労働者に対する心身両面への健康支援と、働きやすく活力あふれる快適な職場環境の形成支援によって、病気や怪我を減らすだけではなく、前向きに仕事に取り組む労働者が増えることが期待されます。すると定年延長も現実解になり得ます。シミュレーションとして定年を70歳まで延長すると、直近時でも1023万人もの労働力が確保可能です。前述の7649万人と足すことで15～69歳の人口は8672万人となり、1995年時点と同程度の労働力が国内だけで確保可能になります。65歳で定年といわれても、"まだまだ現役！と仕事に働き甲斐を感じる方や、"生涯現役！"と労働を生き甲斐と考える方は多いことでしょう。むろん、企業側が労働者を雇用し続けるためには、労働者の健康を維持する仕組みを基盤として整備する必要があります。

本書の目的

著者は「心の病」で休職した労働者に対する復職支援を長年、企業に対して提供してきました。長年の経験のなかで、「心の病」に対する予防方法も多く確認し、労働者の健康を維持する方法として契約先に還元するのみならず、労働者の心身双方の健康を維持する仕組みを以下のように体系化し専門誌を通じて社会に還元してきました。
・「心の病」にならない方法（1次予防）、
・早期発見・早期対応（2次予防）、
・仕事への確実かつ着実な復帰方法（3次予防）

本書では企業の人事労務担当者が、どのようなときにどのようなことをしたら良いのか、状況に応じた具体的かつ実践的な対応方法を紹介します。また、

昨年12月に創設されたストレスチェック制度についても、制度の簡単な構築方法と、制度をうまく利用した労働者のメンタルヘルス支援方法を掲載しています。ストレスチェック制度には一次予防と二次予防の要素があります。労働者を「心の病」にさせない取り組みの効果を確認する、体温計や測定器と理解していただくと良いでしょう。さらに、最近「心の病」が増加している背景にあると考えられる「自己愛」という概念と、対応が可能な発達障碍への支援方法も紹介しています。

　多くの会社が労働者の健康増進に積極的に投資すると、労働者の健康度が向上するという成果が得られます。今後、何十年にもわたって企業が安定した労働力を確保できるのみならず、生産性も向上することが期待できます。

An investment in knowledge always pays the best invest. Benjyamin Franklin

目　次

はじめに……i

第1章　「心の病」の主な症状と病名、原因 …… 1
  1　意識障碍 …… 2
  2　知的機能の低下 …… 2
  3　幻覚と妄想 …… 2
  4　躁 …… 3
  5　抑うつ …… 4
  6　不安 …… 5
  7　ストレスと「心の病」との関係 …… 6

第2章　「心の病」を予防する1次予防（健康増進）編 …… 9
  1　「心の病」にならない工夫－ＡＢＣ－ …… 10
  2　「心の病」を出さない工夫－ＤＥＦ－ …… 13
    ●コラム　生活リズム立て直し法　15
  3　管理職教育の実施－Ｇ－ …… 16
  4　食生活の工夫－Ｈ－ …… 17
  5　ストレス解消に効果ある健康増進支援－Ｉ－ …… 18
  6　過重労働対策 …… 22
  7　心の健康づくり …… 23
  8　ポジティブ心理学による支援 …… 23

第3章　ストレスチェック制度による1次予防 …… 31
  1　ストレスチェック制度とは …… 32
  2　ストレスチェック制度の三大特徴 …… 35
  3　ストレスチェック制度の対象者とは …… 37
  4　衛生委員会にて実施や審議すべき事項 …… 37
  5　質問票選定 …… 40
    ●コラム　自殺のリスクはストレスチェックで把握すべきか　42
  6　実施方法、実施手段、実施体制整備 …… 45
    ●コラム　「ストレスチェック」実施促進のための助成金　55
  7　ストレスチェック結果の評価方法 …… 59

- 8 ストレスチェックの受検勧奨や結果の通知方法 …… 72
- 9 ストレスチェック実施規定の構成例 …… 75
- 10 集団分析 …… 75
- 11 ガイドラインとメンタルヘルスアクションチェックリストを使った改善方法 …… 84
- 12 各種コンテンツ活用例 …… 89
- 13 専門職活用例 …… 102

第4章 ストレスチェック制度を踏まえた2次予防（早期発見・早期対応） …… **107**
- 1 医師による面接指導への繋げ方 …… 108
- 2 ストレスチェック実施後の面接指導 …… 114
- 3 医師からの意見聴取と就業上の措置 …… 117
- 4 管理職が確認可能な変化サインの把握（Gauge） …… 121

第5章 「心の病」に対する3次予防（リワーク） …… **125**
- 1 労働者の通院支援（Guide） …… 126
- 2 休職後の支援 …… 136

第6章 「新型うつ」対応 …… **165**
- 1 ディスティミア親和型と自己愛 …… 166
- 2 自己愛や発達障碍が多くみられるようになってきた背景 …… 170
- 3 発達障碍者の特性 …… 173
- 4 発達障碍者への期待 …… 176
- 5 会社における支援方法 …… 176
- 6 公的支援 …… 182

参考書式・資料 …… 187
あとがき …… 225

第1章

「心の病」の主な症状と病名、原因

　まず、わかりづらいとされている「心の病」について、罹った際に現れる症状の特徴を元に、それに対する病名や原因を紹介することでオリエンテーションをつけさせてもらいます。

1　意識障碍

　意識障害には今がいつ、どこなのかや、自分や相手が誰なのかがわからない「見当識障碍」と日中でも話しかけないと眠り込む「傾眠傾向」があります。これらの症状があると、「中毒性精神障碍」または「症状性精神障碍」という重い区分がなされます。

　「中毒性精神障碍」の原因は、覚せい剤、危険ドラッグ等の合成麻薬、アルコールが代表です。

　2014年ごろ、危険ドラッグによる交通事故が死傷者を出し、テレビニュースで報じられたことを思い出してください。危険ドラッグがどうして事故を引き起こすのかというと、運転中にまさにこの「傾眠傾向」という「意識障碍」が生じているからです。

　「症状性精神障碍」とは、からだの病気のダメージが、いよいよ脳にまでおよんだことを言います。

　腎臓が体にたまった毒物を捨てることができなくなって起こる「尿毒症」や、体内にたまった毒を分解する肝臓が破壊されて起こる「肝不全」時などに生じます。

　中毒性、症状性のいずれであっても急を要するので、一刻も早く救急車を呼ぶとともに、その後は入院治療が必要になります。

2　知的機能の低下

　記憶、計算力、判断力が低下します。これらがあると「脳器質性精神障碍」という区分がなされます。

　高齢になって脳がもろくか弱くなることで生じる「脳萎縮」や脳への栄養を送る血管が詰まってしまうという「脳梗塞」による痴呆が代表です。職場での支援も今後、求められるようになると考えられます。

3　幻覚と妄想

　実際にはないものを知覚することを「幻覚」といいます。五感の全てで出てきます。

"枕元におばあさんが来て手招きしている" → 「幻視」
"「お前はダメなやつだ」という声が聞こえる" → 「幻聴」
"屋根が焼けている匂いがする" → 「幻臭」
"何者かが手を掴んでいる" → 「幻触」
"口のなかが苦い" → 「幻味」

　幻視がある場合には、前述の「症状性」「中毒性」「脳器質性」のいずれかの精神障碍があると考えてください。入院加療が必要になります。

　幻視以外の幻覚がある場合には、「妄想性障碍」や「統合失調症」が疑われるため、精神科医の診察が必要になります。「統合失調症」には自分と他者との境界があやふやになる特徴があります。自分と周囲との壁が壊れるため、外部からの情報や刺激が心のなかに次から次に入ってきます。心の声が外から聞こえてくる状態になれば、それは「幻聴」という症状として顕れます。

　「妄想」とは誤った思い込みです。周りが説得しても訂正できないことが特徴です。これも「統合失調症」に特徴的な自分と周囲との壁がなくなっている状態から、ある特定の人との繋がりを感じたり、自分の考えが漏れるような感覚に襲われたりします。

　具体的には「私は神様から選ばれた者」、「お金がない。このままでは破滅だ！」、「自分の行動が全国に報道されている」、「悪口をいわれている」といった表現がなされます。

　実際に具体的な音声が聞こえると感じている場合を「幻聴」といいます。具体的な音声が聞こえるのではなく、仲間はずれにされているような邪険な雰囲気を感じる場合には「妄想」といいます。

　「妄想」を訴える人に対して、「そんなことはない。まぼろしだよ」と説得しても否定も訂正もできるものではありません。なぜならその人にとっては事実だからです。したがって説得することはせず、精神科医に診察してもらいましょう。

　後述する「抑うつ」でも、「生きる価値がない」、「お金がない」、「死ぬサインかもしれない」といった悲観的な「妄想」が出る場合があります。

4　躁

　普段よりも元気一杯になり眠らなくても済むようになり、突き抜けるような

感覚を味わえる状態を「躁」といいます。

　次から次へと話題が切り替わりつつしゃべりがとまらない「多弁」や、落ち着かずそわそわする「集中困難」になったり、金遣いが荒くなったり、なかには借金をこしらえたり、異性関係が派手になったりします。気も大きくなり、すぐ腹を立てるという「易怒性」が出る場合もあります。人間関係にトラブルが生じやすいのに「躁」状態のときは力がみなぎっているため、本人は「調子が良い」、「気分爽快だ！」と、いわば中毒になっており、つらさを感じることはありません。

　したがって本人に病気だと認識してもらう行為（「病識」を持たせる努力）は通じず、病識を持ったとしても症状が悪化してきたら治療を中断し、周囲に迷惑をかけ続ける事例も多くあります。あたかも映画『マスク』のマスクをかぶった状態を主人公のスタンリー・イプキスが手放したくないと思うようなものです。でも、調子が良い期間だけが続くわけではありません。裏では神経が消耗されています。したがって、「躁」という山が高ければ高いほど、「抑うつ」という谷も比例して深くなる「双極性障碍」になります。「躁」の期間は１～３カ月であるのに対して「抑うつ」の期間は３～６カ月と長いため、「うつ病」として見逃されている場合が少なくありません。

　「双極性障碍」は「うつ病」と似たような病状を示しますが、原因は脳波の乱れであり、脳のけいれんである「てんかん」に近いと考えられています。したがって、脳波検査が必要になります。脳波検査の結果、使うくすりが選択されるので、きちんと脳波検査をしてくれる精神科医にかかりましょう。

　「躁」状態になると、いわば"ナチュラルハイ！"。その気持ち良さという未練を切らせる指導ができる精神科医が名医です。

　名医による指導例のうち、人事労務担当者が真似られる方法は以下の２つです。
・気分の波の高さを労働者自身がプラスマイナス10段階で評価できるように指示してください。
・山が低ければ谷もまた浅し……マイナス１程度の「低めの安定」を狙わせてください。

5　抑うつ

　「抑うつ」は「ゆううつ」、「気分が重い」、「おっくうだ」、「悲しい」という「悲

哀感」や、どうでも良いようなことでも自分を責める材料にするという自責の念がみられることが特徴です。さらには「生きていてもしかたがない」という自殺（自死）への欲求（「希死念慮」）が生じる場合も少なくありません。これらのこころのつらさが出ることなく、頭痛や腹痛、下痢、嘔吐、めまい、手足のしびれ、冷え、脱力感、食欲低下や食欲増進といった身体症状（「自律神経失調」）が中心に出る方もいます（「仮面うつ」）。これらの症状が出た場合を「抑うつ性障碍」といい、世間では「うつ病」と言われています。脳細胞の疲れが一定水準を越したときに出る脳の病気であり、疲れた脳の場所によってさまざまな症状が出ます。

　また、「心気妄想」、「罪業妄想」、「貧困妄想」という妄想が出現する場合があります。「心気妄想」とは、何か重篤な病気に罹ったのではないかと強く思い込むことです。咳が続く場合に、呼吸器科での検査で問題が見つからなかったにも関わらず、自分は「肺がんではないか」という不合理な信念を持つような例があたります。「罪業妄想」とは、遅刻した位で、「自分は左遷させられる」と深く自身を責めがちになります。「貧困妄想」とは、「休職がこのまま続くと退職させられてしまう。そうすると破産するしかない。このままでは一家離散になる」といったような不合理な信念を抱く場合が挙げられます。

　1～4の症状を伴わない場合、いわゆる"うつ病"である「抑うつ性障碍」である可能性が高いです。「抑うつ性障碍」では一般的に谷だけが3～6カ月続きます。

　「抑うつ性障碍」の怖い点は、本当に自殺してしまう点にあります。したがって、通院をためらわせてはいけません。また、脳細胞の働きを回復させるためのくすりが用意されていますので、きちんと服用させましょう。

　疲れが大脳以外にもおよぶようになると、治療には何年もかかることになります。したがって脳の疲れを早めに発見することや、さらには日ごろから疲れがたまらない、ためにくい方法を選択することで、罹りにくくしたり、罹っても早く回復させることが可能になります。

6　不安

　一般にいう「不安」と違い、不安になる理由が不明確で、気持ちの面では「落ち着かない」、「漠然とした不安」、「いらいらする」で語られる症状があるとと

もに、人によっては動悸、息苦しさ、胸を締め付けられる感じ、いてもたってもいられない焦りを伴う症状が認められる場合が「不安障碍」という病気レベルに達した「不安」になります。

「不安障碍」はいわゆる「パニック障碍」であり、神経細胞の疲れが一定水準を超過したときに出ます。ちまたでよく言われている「神経質」や「心配性」、「堪え性なし」といった気持ちの持ち方や性格の問題が原因ではなく、睡眠障碍、過労、カフェインの過剰摂取、高温多湿、感染症罹患、アルコール摂取、ニコチン依存らに伴う精神的な過緊張が脳神経を疲労させ、低血糖や神経線維の異常発火が暴発的に生じることで発生するため、十分な休養とともに医学的な治療が求められます。

疲れが全身の神経細胞に広範囲におよぶようになると、治療には何年もかかることになります。したがって、抑うつ性障碍と同じように疲れを早めに発見することや、さらには日ごろから疲れがたまらない、ためにくい方法をメンタルヘルスケアとして選択してもらうことで、罹りにくくしたり、罹っても早く回復させることも可能になります。

7　ストレスと「心の病」との関係

人生には、図表1のようなストレス源があります。これらの蓄積が「心の病」の原因になっていることがあります。

生活するなかで遭遇するもの全ては、大なり小なりストレス源となり得ます。特に嫌なことやつらいことがあると誰でも落ち込み憂うつな気分になります。それらが脳を疲れさせ、ダメージを与え、ダメージが蓄積し回復不可能なレベルに到達すると、水が0度を過ぎると突然氷になるように、主に「抑うつ性障碍」や「不安障碍」というメンタル不調を引き起こします。理由はまだ明白ではありませんが、なかには、「躁うつ病」や「統合失調症」を招く場合もあります。

したがって、図表1にある出来事は続いて起こらないようにする工夫が必要です。そして脳細胞や神経細胞を休ませるために、日々の睡眠や栄養、そしてこころの栄養になる趣味や友人との飲食やカラオケといった楽しい時間を過ごすことで気をまぎらわすように心がけることが、とても大切な発症予防上の工夫になります。

図表1　人生におけるストレス源

	心身の不調をきたすきっかけとなる出来事（例）
仕事に関すること	失敗、失注、昇進、降格、転勤、転籍、出向、労働時間の変化、勤務時間帯の変化、海外赴任、単身赴任、ハラスメント、退職、失業、定年
家族に関すること	子供の進学、子供の就職、子供の独立、子供の結婚、家庭内不和、介護、親戚付き合い、親族とのトラブル、養子縁組
健康に関すること	からだの病気、がん、月経、妊娠、出産、流産、死産、閉経、事故
結婚に関すること	失恋、婚約、結婚、離婚、浮気、不貞
金銭に関すること	ギャンブル、借金、相続問題、税金問題、貧困
状況の変化	引越し、近隣住居の再開発、旅行、会社の統廃合、経済環境
喪失体験	家族の不幸、近親者との死別・離別、病気
その他	詐欺等犯罪の被害、近所付き合いでのトラブル

第2章

「心の病」を予防する1次予防
（健康増進）編

　交通事故を例に考えてみましょう。交通事故に対する警察の現場検証を密にしても、大出血や骨折を十分に治療したとしても、交通事故の発生そのものをゼロにすることはできません。しかしながら安全運転や指差し確認のように、交通事故に遭わない工夫や、衝突回避装置のような事故を起こさない方法はあります。また、交通事故にあった場合でも、シートベルトやエアバッグのように重大事故化を防止する手段があります。

　「心の病」についても同じです。発症をゼロにすることはできませんが、「心の病」に罹らせない工夫と、罹ったとしても影響を少なくする工夫が構築されています。この章ではその工夫を紹介します。

1　「心の病」にならない工夫－ABC－

(1) まずA：Aerobics…運動機会確保

　運動にはうつ病発生予防や治療効果があることが証明されています。特に有酸素運動と言われる、脈拍は1分間に100前後の、きつくなく（指標：会話し続けられる程度のきつさ）、20分でも30分でも続けられる運動（指標：うっすらと汗ばむ位の負荷のこと。早歩きが好例）をすると、体にかかった負担を軽減するために、我々の体は、眠っていた細胞まで総動員させるようになります。それを続けていくと、全身の細胞は眠ることなく、細胞の一つひとつのレベルから活性を高められるようになります。そして同じ負担をかけても疲れにくくなります。

　その結果、ストレスへの抵抗や耐性が向上します。これには理由もあります。細胞の一つひとつには、ミトコンドリアという発電機・原動機が備わっています。運動を継続すると、そのミトコンドリアの発電力や駆動力を高めることが証明されています。つまりは、運動すると、細胞の一つひとつの生み出す力を高めることが可能になります。それは脳細胞が疲れ果て、神経が焼けついたメンタル疾患に罹った方も同じです。運動をさせることで、脳細胞の生み出す力を高め、新たな神経線維を構築しなおすことが可能になります。

　他にも運動にメンタル疾患を治す働きがある理由は検証されています。例えば、運動すると筋肉から、筋肉由来内分泌因子（マイオカイン）が分泌されます。このマイオカインは精神機能に好影響を与えています。自らの意志で、自らにつらいことを課し続けなければ心身は鍛錬されません。克己心なくしてはより高い負荷に耐えて限界を超える努力を繰り返す行為はできないでしょう。このように運動にはストレス耐性も強化する効果もあります。その効果も実証されています。7年間運動を続けているグループは、そうではないグループより8割もうつ病発症は少なく済んでいたことから、予防効果があるという群馬大学研究班による研究成果が出ています。

　トレーニングの成果は所要時間や回数など数値に明確に現れます。そしてこれらの継続によって「やればできる」という、いわば対処可能性という精神的な自信が強化されることは読者の皆様も同意されるのではないでしょうか。

　さらにスポーツのなかには、一人ではできずチーム力が問われる種目があります。球技・リレー・メドレー等です。チーム一丸となって勝利という共通の

目標に打ち込み続けるためには、入念な計画づくりから入念なコミュニケーションまで、組織運営力が求められます。企業が体育会系出身者をこぞって採用する理由はここにあるのかもしれません。

なお、新潟県見附市での検証では、運動プログラム実施群では未実施群に比べ一人あたりの医療費が年間で10万円も抑制された結果が得られています。

(2)次にB：Breakfast…朝食摂取、かつ和食中心で

朝食抜きは学力低下だけではなく、自覚的ストレスやうつ症状にまでおよんでいた実際が文部科学省「平成22年度全国学力・学習状況調査」で明らかにされました。この国家的課題は企業レベルでいうならば、生産性と効率性低下として位置づけられます。

朝食摂取が自覚的ストレスを減らしたり、生産性を向上したりする効果を持つ理由は以下になります。

朝食を摂ると消化という能動的な活動が体内で始まります。消化は決して受け身ではないのです。実際に、交感神経という"アクセル"役を担う神経活動が活発になります。そして体温が上がります。すると、血管が広がります。その広がった血管を通じて、ブドウ糖という消化された栄養素が脳に届けられます。

脳細胞や神経線維はブドウ糖がないと、焼けついてしまい、届けられると働き始めます。朝食を摂らない空腹時間の延伸が生じてしまうと、その間は頭の働きが落ちてしまいます。加えて、元々ある自律神経リズムに、ずれが生じてしまいます。そのずれが大きくなると、1日24時間という自然のリズムに体があわせられなくなり、「自律神経失調」というさまざまな体調不良が生じます。さらに夕食を食べる時刻が遅くなってしまうと、寝ている間に消化をしなくてはいけなくなります。消化が難しくなるか、睡眠に影響が出ること、想像できますよね。"ぐっすり眠った感じがしない"と、熟睡不良を感じる方に対して朝ごはんをきちんと摂る習慣があるか、または夜21時より前に夕食を済ませているか聴いてみてください。たぶん「いいえ」と答えるでしょうから。

ところで、和食は健康に良いと言われています。その理由をご存じでしょうか。和食だと、胚芽や糠を摂る機会に恵まれています。胚芽や糠には「γ-オリザノール」という自律神経を安定に働かせる効果がある成分が含まれています。この「γ-オリザノール」には、体内の細胞や組織を安定させる抗炎症作用はじめ、多くの有益作用が認められています。パン食を止めさせ、米食も胚

芽米や玄米を選択してもらい、さらに味噌汁や納豆か豆腐にて麦や大豆の胚芽を摂取してもらう工夫は、難しくなく明日からすぐ実践できる改善方法なのです。

(3)魚介類摂取拡大

　魚を食べると頭が良くなるということを耳にしたことはありませんでしょうか。これには理由があります。魚の油にはEPA（エイコサペンタノン酸）やDHA（デキサヘキサノン酸）というオメガ6脂肪酸が含まれます。このオメガ6脂肪酸は、運動をすることで、脳内で「BDNF」という脳由来神経栄養因子に変わります。つまりは魚を食べて運動をすると、脳の栄養源が増えるという理屈です。

　朝食には煮干、鮭、メザシが似合います。他には鰹節や煮干による出汁もそうです。和食中心を心掛けることで、自然と魚を食べる機会が増やせます。魚を積極的に食べて、メンタル疾患発症を防止しましょう。

(4)そして危ないC：Cigarette…喫煙からの卒業

　タバコは嗜好品ですが、喫煙という行為は「ニコチン関連障碍」という精神科で治療すべき対象となっている立派な病気です。また自殺にまで影響するので嗜好品ではなく「死向品」と言われています。何しろ、健康に良いと信じて吸っている人は誰もいないでしょう。からだにも財布にも悪いと知っていながらすることは、いわば自殺行為です。

　なお、現在は禁煙外来に通うことで服薬にて喫煙から容易に卒業できる時代です。実際、卒煙すると睡眠障碍は57％、抑うつ性障碍（うつ病）は56％、不安障碍（いわゆるパニック障碍）は75％、自殺は46％の抑止効果が期待できます。

　さらに、喫煙する時間について着目してみましょう。喫煙している間、魔法のように仕事が処理なされるはずはありません。そこで1本につき10分、勤務時間が浪費されると仮定します。職場で1日10本吸うとしたら、10分／本×10本より、100分も労働時間が浪費されることになります。この浪費された時間に対して残業代という割増賃金を支払う必要も出てきます。また、喫煙のためにその従業員が席を立っている間、代わりに電話応答をせざるを得ない同僚は不公平に感じています。

　ここで一日につき20本、365日毎日吸っていると仮定してみましょう。

10分／本×20本／日×365日より73,000分、その人は1年のうち喫煙のために時間を浪費しています。

73,000分とは何日でしょうか？　なんと50.7日になります。そうです。喫煙者は毎年、朝から晩まで合計すると50日以上、喫煙のために時間が浪費されている現実があるのです。卒煙によりもったいない人生を送っている現実を解消できることになります。

2　「心の病」を出さない工夫－DEF－

(1)健康診断（E：Examination）後の事後措置の実施

健康診断は、医師が受診者一人ひとりの健康状態について単にその医学的評価を行うだけではありません。健診結果表には、その人に対して、どんな支援が必要なのかまで詳しく記載があります。健康診断は受けさせたらそれで終りではありません。健診結果を確認し、例えば治療が必要とされていたらきちんと治療を受けさせてください。

そうすることで次の年にはより良い結果まで導けます。なお、健診結果を考慮せずに働かせ続けることは、就労に耐えられる体調ではない可能性があるのに無理に労働を強いていることになり得、危険です。労働安全衛生法66条の4（健康診断の結果についての医師等からの意見聴取）、5（健康診断実施後の措置）、7（保健指導等）に違反している可能性もあります。

また、健診結果を知り得る立場にいるにも関わらず、きちんとした対応を執らない場合には、民法でいうところの善管注意義務を怠ったとみなされたり、故意責任が問われたりする場合があります。健康診断結果を必ず産業医に確認してもらい、労働者の健康状況改善のために十分活用しましょう。

なお、特定健康診査の受診率は2012年度が33.7%、2013年度が34.3%（いずれも速報値）と芳しくありません。自身の健康情報を確認していない方は、確認することが大切です。

(2)健康診断でわかるメンタルに悪影響が出る病気　その①糖尿病（D：Diabetes）

糖尿病の三大合併症の一つに神経症があることはご存知でしょう。そうです！糖尿病患者は神経に障碍が生じるのです。実際問題、糖尿病患者のうちうつ病の生じる頻度は一般の約3倍にものぼり、その9～27%が何らかの精神医

学的治療の対象となり、10年間の追跡調査によると、うち半数が何らかのメンタル疾患に罹ってしまっていました。

　また、糖尿病に罹っていると、うつ病の再発リスクは7割以上もあります。さらには5年間で平均4回も再発していたそうです。糖尿病に限らず血糖値が高い状態にさらされ続けていると、神経細胞は常に興奮させられ続けています。つまりは休む暇がなくなり疲労回復が図られません。実際、糖尿病患者は不眠に悩む割合が多い結果が確認されています。健診で糖尿病と判断されていたら、今は教育目的の入院まで提供されている時代です。休暇を与えてでもこの教育入院を受けることをお勧めしています。

(3)健康診断でわかるメンタルに悪影響が出る病気　その②メタボリック症候群（いわゆるメタボ）

　メタボリック症候群とは、糖尿病になる一歩手前をあらわした概念であり、2006年から始まった特定保健診査や同保健指導の対象疾患になっています。7年間経過を追った研究では、メタボリック症候群に罹った患者は男女ともに、そうではない方々と比較するとなんと2.2倍もうつ状態が多かった結果が示されていました。では、メタボリック症候群の予防にはどれだけうつ状態発生を防止できる効果があるのでしょうか？

　答えは以下です。

　$(2.2-1) \div 2.2 = 1.2 \div 2.2 = 0.545$

　以上より55％近いうつ状態抑止効果が期待できます。

　メタボリック症候群にさせない食生活の工夫とは、どうしたら良いのでしょうか。我々の検証※では、夕食を摂る時刻を21時までに終わらすことになりました。また、21時以降の夕食が避けられない場合には、食べさせない工夫が有用との結果になりました。

※　Suzuki A, Sakurazawa H, Fujita T, Akamatsu R. Overeating, late dinner, and perceived stressin Japanes workers. Obesity Researrch & Clinical Practil 2016: 10: 390-8

　Suzuki A, Sakurazawa H, Fujita T, Akamatsu R. Overeating at dinner time among Japanese workers: Is overeating related to stress response and late dinner times? Appetite 2016; 101: 8-14

⑷**熟睡確保**(F:Fall asleep or stay asleep)

　メンタル疾患と関連性が高い不眠の背景には３桁もの理由があります。不眠症という病気ではないにも関わらず、不眠症として対処や治療をしてしまい、逆に睡眠障碍を悪化させる例も少なくありません。

　でも、これまで述べた運動を通じたメタボ対策や糖尿病治療を行うと、熟睡効果が得られることが解ってきています。誰しも経験があるはずです。運動をしてスッキリ、シャワーや入浴にてサッパリ、その後の睡眠はグッスリという「スッキリ・サッパリ・グッスリ効果」を。理由は単純です。血糖値が高いと体は興奮してしまいます。運動すると血糖値が下がります。すると体は沈静化作用が得られるからなのです。

●コラム 「生活リズム立て直し法」

　「睡眠衛生教育」と「社会生活リズム療法」という、それぞれ確立された効果が認められた治療法から、いいとこ取りをした熟睡効果増進方法を紹介します。

ⅰ　夕食の摂り方

　寝る時刻の３時間前までに済ませ、それ以降はコーヒーや、コーヒーよりもさらに多くのカフェインを含む緑茶は飲まないようにしましょう。

　また、「ブルーライト」という、覚醒効果が危惧されている液晶テレビ、PCモニター、スマホ、タブレットも夜21時以降は極力使わないようにしてもらいましょう。特にテレビは、脳神経を興奮させてしまう内容が、不用意に放映されてしまいますし、テレビ番組やネットを通じて入ってくる情報の内容次第では脳細胞を興奮させてしまい、寝付きを悪くさせてしまう内容もあります。

ⅱ　入浴

　お風呂のお湯はぬるめにしましょう。お風呂にはゆっくりとつかるよう心掛けましょう。

ⅲ　寝室

　空調や除湿機で快適な温湿度になるように調整しておきましょう。照明

器具も、白熱球のような暖色系にすると良いでしょう。

　iv　入眠の工夫

　布団に入るのは、いよいよ眠くなってから！

　「条件不眠」といいますが、眠れないのに布団に入ると、本能が目覚めてしまい、かえって寝付きが悪化します。

　v　熟睡の工夫

　眠れないときにはいったん布団から出て、寝付けるまで待つようにしましょう。

　※iv、vで述べた内容は、他力本願的に睡眠薬に頼るのではなく、自力救済的にクスリに頼らなくても済むくらいの効果がある「睡眠制限療法」という治療方法です。この治療法を知っているかどうかで精神科医が名医か否かが判別可能です。

　vi　起床時刻

　一定の時刻に起きるようにしましょう。そして朝、起きる時刻になったら、必ず布団から離れましょう。起きるだけでなく、布団から離れることが鉄則です。その際、和室の方が布団を片付けやすい利点があります。

　vii　日光を意識する

　起きたら、カーテンやブラインドを上げ、15分程度日光を浴びましょう。からだに朝が来たのだということを意識してもらうのです。新聞受けに新聞を取りにいくことや、庭に出て植物に水やりすることを習慣づけることも一つの方法です。

　以上のことを心がけるだけでも睡眠障碍が治った事例は多く確認されています。

3　管理職教育の実施－G－

(1)管理職による部下の管理力強化（Guard）

　「心の病」の治療にはひと月、ふた月という単位、場合によっては年単位の時間を要します。それだけの長丁場、本人だけに病気と向き合わせるのは酷です。ご家族に支援をしてもらうため、いざ連絡をする段になってはじめて緊急

連絡先を確認していないことに気づいたり、住所変更があって連絡がつかないケースが多く確認されます。「変更があったら連絡するように」との指示をしていてもです。

対応力の強固化（guard）が必要です。そこで「大切なお子様をお預かりしている」という姿勢で、年に一度はご家族に、お子様の状況を報告する意味も込めて、社長メッセージや会社へのご希望・ご期待を記載できるアンケートはがきを送付するようにしてみてはいかがでしょうか。きちんとした親御さんなら、社長からの手紙には返事を出してくるものです。

また、「心の病」にさせない工夫や出さない工夫を知ってもらうためにも、どう対処したら良いのか学ぶ機会を設けることが大切です。メンタルヘルス指針にて管理職による支援は、医療職による支援と同等なほど大切だとされていることからも、学ぶ機会を設けることの重要性がおわかりいただけると思います。管理職を対象に、メンタル不調対応に長けた医師による社内教育を行っておけば、対応力の強固化（guard）が可能です。

社内教育にもってこいの小冊子は以下が電子書籍化されています。

①楽天kobo：『メンタル不調者と支援者のための休職・復職ガイドブック復職後も元気に働き続けるために』 http://books.rakuten.co.jp/rk/ad02d5575ac33cbaa715d6eab1d9a22a/?scid=af_sp_etc&sc2id=348217479

②アマゾンKindle：『ストレスチェック制度対応メンタル不調者と支援者のためのガイドブック』 http://www.amazon.co.jp/dp/B01D1495FW

⑵管理職が確認可能な変化サインの把握（Gauge）

管理職は日々、従業員と顔を合わせる機会がある最前線に立っています。従業員と日々接する状況にあるので、軽微なレベルから、従業員の変調を把握（gauge）しやすい立場にいることになります。

仔細は第5章で説明します。

4　食生活の工夫－H－

良い食生活（Habit）を送ることが、「心の病」発症防止にも良いことがわかっ

てきています。

　いわゆる"メタボ健診"こと、特定健康診査の調査票を通じた研究結果から、夜遅い摂食行動とメタボリック症候群とは関係性があることが確認されています。「夜遅い摂食行動」と「食べ過ぎ」、「自覚的ストレス」との関係を検討した結果からすると、「21時以降の摂食」と「食べ過ぎ」とは、年齢・役職・業種を調整したところ、オッズ比が2.41（95%信頼区間1.37-4.24）という結果が確認されました。

　すなわち21時以降に夕食を摂る生活をしていると、21時より前に夕食を済ませる場合より2.4倍も食べ過ぎてしまっていることになります。自覚的ストレスがある方は、2.21倍（95%信頼区間1.26-3.85）も食べ過ぎてしまうこともわかりました。つまり、21時過ぎの夕食も、ストレスの自覚の双方とも「食べ過ぎ」を引き起こします。

　「自覚的ストレス」があると回答した者と、ないと回答した者のストレス解消状況を調査したところ、「自覚的ストレス」がないと回答した者の方が、旅行や外出といった積極的な気分転換を行っていました。積極的な気分転換を行わない方は、食べ過ぎることでストレスを解消しているという、いわゆる"ヤケ食い"は科学的にも存在することが証明されています。

　日本人男性勤労者1,215人を対象とした研究によると"メタボ"体形の男性は、そうではない者に比して抑うつ性障碍がオッズ比で1.91倍（95%信頼区間1.01-3.60）も増加していました。すなわち、抑うつ性障碍の発症を低減するには肥満防止が必要だということになります。そのためには21時より前に夕食を摂らせることか、21時過ぎてから夕食を摂らざるを得ない場合には、食べ過ぎさせない環境づくりの推進に加え、ストレスに対する個人レベルでの対処能力を高まる必要性があります。

　なお、行動科学に基づいた好ましいストレス解消方法とは、自分にあった趣味を持ち、その積極的な実践にて気分転換を図ることになります。

5　ストレス解消に効果ある健康増進支援－Ⅰ－（「自律訓練法」の紹介）

　ストレスを解消させ、「心の病」になるリスクを下げられるという科学的根拠ある健康増進支援（ｉ：intervention）に、「自律訓練法」があります。

「自律訓練法」は自分自身だけで実践可能な、かつストレス解消効果が科学的にもあることが知られたリラクセーション法です。アクセル役である交感神経とブレーキ役である副交感神経で構成される自律神経系を言葉（言語公式）とイメージ（受動的集中）によって自己コントロールし、過緊張した交感神経を沈静化し、逆に副交感神経の活性を高めることで自律神経系のバランスを回復させられる効果があります。

一種の自己催眠法で、慣れない方でも40分程度、慣れるとわずか数分のうちに全身をリラックスさせることができ、心身の疲労を解消する効果が得られます。

以下の順で内容は構成されています。

(1) 準備

できるだけ、静かで落ち着ける場所で行いましょう。

ゆったりした服装で、椅子やソファーに腰掛けるか、または、両脚、両腕をやや開いて仰向けに寝ましょう。

ベルトや時計、ネクタイなどからだを締め付けるものは外した方が良いでしょう。また、トイレは先に済ませておきましょう。

(2) 姿勢

座位で行う場合は両手を軽く腿のうえにおいて、椅子に深く座ります。浅くは腰掛けません。天井から頭が、頭頂部より紐で吊り下げられているようなイメージで、背中を自然に真っ直ぐ伸ばします。肩、背中、腰の力は抜きます。腰は反らしません。足の裏を床にぴったりつけましょう。

寝て行う場合は両脚、両腕を軽く開いて、仰向けに寝ます。全身の力を抜き、背中ができるだけ床にペッタリと着くように意識する良いでしょう。

(3) 公式

自律訓練法には、上手にリラックス状態を引き出すための公式があります。公式は基礎となる「背景公式」と「第1公式」から「第6公式」までの6つで成り立っています。まず「背景公式」によって気持ちを十分に落ち着けるようにします。次に第1公式では手足の「重さ」を感じ、第2公式では手足の「温かさ」を感じるようにします。

公式1つにつき3分～5分程度が実施の目安です。

各公式を行うときは、「言語公式」といいますが、いつも同じ言葉を使うようにします。なぜならいつも同じ言葉を使うことで暗示効果が高まり、自己催眠に入りやすくなります。例えば、「両手（両足）が重たい」と言葉を繰り返します。その際、「両手（両足）が重たくなる」とは決していいません。自己暗示の効果を高めるために、「両手（両足）が重たい」という言葉を意識して使うようにします。この語尾の違いが自律訓練法の大きなポイントです。
　また、この第1公式では、「右手が重たい」と心のなかで数回唱えたあと、その右手の「重さをただ感じる」ようにします、このからだに意識を向け、からだの状態をただ感じるようにする工夫を「受動的集中」といいます。「両手が重たい」「両手が温かい」といった感覚は、あくまで受動的に感じるようにします。そして、感覚が得られるまでただ待つこと、イメージを受け取るようにすることが大切です。意識的に手を重くしようとしたり、重たく感じるようとすることは、逆にストレスになるのでご法度です。
　この「言語公式」と「受動的集中」という2つが大きなポイントは以下の第2公式から第6公式でも同様に行います。

(4) 背景公式
　ゆったりした姿勢で深呼吸をして、気持ちを落ち着けていきます。呼吸は負担にならない程度に、ゆっくり深く行い、全身をリラックスさせます。気持ちが落ち着いてきたら、軽く目を閉じて「気持ちが落ち着いている」と心のなかで数回、唱えます。十分に気持ちが落ち着いたら、第1公式に入りましょう。

(5) 第1公式（四肢の重感）：手足が重たい
　気持ちが落ち着いてきたら、第1公式です。
　最初は利き手側のみに意識を向けて、仮に利き手が右手だとすると、その右手の重さをただ感じるようにしましょう。同時に、心のなかで「右手が重たい」と唱えます。手には重さがあります。肩や腕の余分な緊張が抜けて、からだの微妙な感覚を意識できるぐらいリラックスすると、右手の重さを感じられます。
　次に「左手が〜」「右足が〜」「左足が〜」と順番に重さを感じるか確認を行っていきます。手や足の重さを感じることに集中すると、それらの重さに比例して気持ちの落ち着き具合も深まります。慣れてきたら「両手が重たい」「両足が重たい」と同時に行ってもかまいません。

第1公式を数分やってみて重さやリラックスした状況が感じられなくても、時間が3〜5分経過したら、次の第2公式に移りましょう。方法は第1公式と同じですが、今度は「温かさ」を感じます。

⑹第2公式（四肢の温感）：手足が温かい

　利き手が右手だとすると、その右手の温かさをただ感じるようにしましょう。同時に、心のなかで「右手が温かい」と唱えます。肩や腕、手の余分な緊張が抜けると、交感神経という緊張させるアクセル役の神経活動が落ち着き、逆に副交感神経というリラックスを促すブレーキ役の神経が賦活化され、リラックス状態が強化されます。すると、血管の緊張が緩み手の血流量が増大するため、右手の温かさが感じられるようになります。

　次に「左手が〜」「右足が〜」「左足が〜」と順番に温かさを感じるか確認を行っていきます。

　手や足の温かさを感じることに集中すると、それらの温かさの感じ方に比例して気持ちの落ち着き具合も深まります。

　この公式も他の公式と同様、3分〜5分かけて実施しましょう。

　第1公式よりも第2公式のほうが感じやすいという人もいます。最初はこの2つの公式だけにチャレンジし、できるようになれば、第3公式以降に進みます。

⑺第3公式（心臓調整）：心臓が静かに脈打っている

　「心臓が静かに脈打っている」と唱えながら、心臓の拍動を感じましょう。

　リラックスした状態では、心臓は静かに打っているものです。それをただそのままに感じることで、さらに深くリラックスした状態が導けます。

⑻第4公式（呼吸調整）：楽に呼吸している

　リラックスした状態では、楽に深い呼吸をしているものです。「楽に呼吸している」と唱えながら、呼吸状態をそのままに感じることで、さらに深いリラックスが誘導できます。

⑼第5公式（腹部温感）：お腹が温かい

　リラックスした状態では、副交感神経の賦活化作用より、消化吸収作用を高めるために腹部の血管が拡張し、実際に腹部に温感を感じるようになります。

その実際を感じることで、さらに深いリラックス状態が確保できます。

(10) **第６公式（額涼感）：額が心地よく涼しい**
　深いリラックス状態に到達すると、手足や腹部の温感に付随して、頭部、特に額部においては、涼しい高原で爽やかな微風を受けているような感覚が得られます。この状況をありのままに感じることで、究極のリラックス状態が得られます。

(11) **注意事項**
　理想としては、朝、昼、夜と１日３回実施することが望ましいのですが、現実的には難しいかもしれません。
　気楽に、ちょっとした合間があれば、試してみてください。寝つきが悪いときには、特にお勧めです。
　寝付けるまで何度も繰り返すと良いでしょう。
　できるようになると、全ての公式を順番に実施しなくても、ほぼ同時に体感できるように至れます。
　最後に「消去動作」を行って、気分をスッキリさせましょう。

(12) **「消去動作」**
　自律訓練法を終えるとき、最後に「消去動作」を行って自己催眠状態から醒めてください。気分がスッキリします。むろん、そのまま寝てしまう場合には不可能ですから無用です。
① 両手を強く握ったり、開いたりする
② 両手を組んで大きく伸びをする
③ 首や肩をよく回す
④ 自分なりに回旋したり、肩を回したりとからだをほぐすことも、自己催眠状態から上手に覚める方法です。

６　過重労働対策

　最近、「長時間労働」が「抑うつ性障碍」の原因の一つになっているという研究結果が出ています。

そして労働時間はその時点だけでなく、その後1・2・3年後においても、新たに抑うつ性障碍を発症させる理由になり得るという研究結果も示されています。

多重ロジスティック回帰分析という統計手法を用いた検討では、元々長時間の過重労働に従事していなかった労働者が、負担の高い過重労働に長時間従事することになると、1年後には長時間の過重労働に従事していない労働者より14.5倍も抑うつ性障碍になりやすくなることが判明しました（95%信頼区間2.41-89.7）。逆に、負担の高い過重労働に長時間従事している労働者は、負担の高い過重労働から離れられるだけで、新たに抑うつ性障碍になる危険度（リスク）は0.11倍（95%信頼区間0.02-0.75）にまで低減することもわかりました。さらに長時間労働から解放されると、抑うつ性障碍になるリスクは93%も低減されます。長時間にわたる過重労働をゼロにすると、労働者が抑うつ性障碍にて苦しむ確率が0.07倍にまで低減することになります。

7　心の健康づくり

「メンタルヘルス指針」により、会社が策定する必要があるとされている「事業場における心の健康づくり計画」を、次章で説明するストレスチェック制度と関連付けた実施計画（例）として紹介します。この例は事業場がストレスチェック制度に関する社内規程を作成する際の参考例です。それぞれの事業場で本例を参考に、社内でよく検討し、会社の実際に合った計画や規程を作成していただくようお願いします（巻末資料1参照）。

8　ポジティブ心理学による支援

(1) 心の病気を患っていない≠幸せ

「病気」の反対語は「健康」ではありません。単に「病気でない」に過ぎません。ましてや「病気でない」は「健康」を意味しませんし、さらには「幸せ」にはならないことが証明されています。25歳〜74歳の約3000人を被験者としたポジティブ心理学の研究データ（Corey Keyes 2005）では、「心の病気がない人は86％で、心の病気がある人（Mentally ill）は14％。心の病気がない86％の人たちのなかでもイキイキ幸せな人（Flourishing）はわずか17％で、幸せで

も不幸でもない人は（Moderate）57%、とても苦しんでいる人（Langushing）は12%いる」ということがわかっています。

また、57%の幸せでも不幸でもない（Moderate）グループでさえ、近い将来は心の病気を発症する確率が高いと言われています。医師に「心の病」を診断されなくても苦しんでいる人たちがいるのは事実で、ゆえに本人のストレスへの気付きとともに、組織としても従業員の変調をいち早く把握し、適切な対処をしていくことが求められています。では何をすべきか。本書を再度確認しなおしてもらうとともに、法定義務であるストレスチェック制度の積極的活用をお願いします。

(2) ポジティブ心理学の可能性

ポジティブ心理学とは1998年当時、米国心理学会会長であり、「学習性無力感」（長期にわたってストレスの回避困難な環境に置かれた人や動物は、その状況から逃れようとする努力すら行わなくなるという現象）の研究でも知られるペンシルベニア大学心理学部教授のマーティン・セリグマン博士によって提唱された心理学の一領域です。私たち一人ひとりの人生や、私たちの属する組織や社会のあり方が、本来あるべき正しい方向に向かう状態に注目し、そのような状態を構成する諸要素について科学的に検証・実証を試みる心理学の一領域であると定義されています。

強み、長所、美徳、といった人間が本来持つ誇り高く崇高に生きるための力に着目し、それらの諸要素が人の幸せや組織、地域社会、国家の持続可能な繁栄へおよぼす影響や貢献について科学的に検証・実証を試みる心理学の一分野といえましょう。これまでの伝統的な心理学は、人間の精神疾患や欠陥に焦点を当て、「人間の苦しみを和らげること」を目標としてきましたが、前述のように「心の病気」と診断されなくても苦しんでいる人たちがいるのは確かで、それらも対象に含めた上で、「人間のウェルビーイング（良いあり方）」や「人生を最も生きる価値のあるものにするのは何か」を包括的に研究しているのがポジティブ心理学です。近年では、マイクロソフト社やグーグル社などの大手企業をはじめとし、国連、政府、国レベルでも各国で導入が進められています。

(3) 視点を変える

「ポジティブ心理学」に基づいた具体的な予防方法に視点を変えることがあ

ります。まずは、今置かれている環境や人間関係において「何が悪いのか」ではなく「何が良いのか」に視点を変えてみることから始めてみましょう。例えば、マネジメントや評価においても、労働者の弱みの克服に焦点を当てる、いわば"減点法"ではなく、良いところや強みを伸ばしていく"加算法"的視点から俯瞰してみることになります。

2015年6月に行われた世界ポジティブ心理学協会（IPPA）世界大会での職場に関する最新の研究発表では、従業員が自分の強みも弱みも見てもらえないと感じている場合は、その40％が職場離脱を積極的に企画しているのに対して、弱みだけ見られていると感じている場合はその22％が、強みを見てもらっていると感じている場合はたったの1％にまで職場離脱を抑えることができることがわかっています。

したがって「今のメンバーでできる最高のことは何だろう」「この会社で働いていて楽しいことやワクワクすることは何だろう」という、ポジティブな視点に基づいた問いかけを行ってみましょう。ポジティブな視点からは、ポジティブな解決法が見えてくることが期待できます。この方法は容易に体験可能なので、早速活用してみてください。

(4)「強み」に関心を持つ

労働者という個人の方向性と会社という組織の方向性を一致させ、人財マネジメントを強固化することにお悩みの会社も多いことでしょう。

その答えは「強み」に焦点をあてる！になります。「強み」はポジティブ心理学では主要な研究対象の一つです。疾病対策に力点をおくのではなく、疾病から逃れられないとはいえ、健康の維持増進方法はあり、その推進にて将来の健康を叶えることは可能であるという、アーロン・アントロフスキーによる「健康生成モデル」に基づいているため、多数の効果が実証されています。

自分の「強み」を知り、それを職場や日常生活に活用することで、人はより充足感を高め、自信を持ち、ポジティブな感情が高まり、ストレスが軽減され、困難への耐性も強くなり、職場でもより高いパフォーマンスを発揮できるようになります。

「強み」を把握可能な尺度としてはギャラップ社の「ストレングス・ファインダー」が有名です。「才能発見アセスメント・ツール」とも言われており日本語版もあります。有料ですがウェブサイトから専用のシリアルコードを購入す

れば受けることができます。34の項目から構成されており、それぞれの強みの傾向によってさらに4つの領域（実行力・影響力・人間関係構築力・戦略的思考）に分けられたリーダーシップ特性も知ることもできます。

　テストを受けると、自身の「強み」を客観的に抽出してもらえます。"自分は、これが「強み」なのだ！"と教えてもらえることを想像してみてください。それだけでもワクワクしませんか？　また、このような尺度にて、同僚や部下の持つ資源を客観的に捉えることで、改めて人間一人ひとりが決して完璧な存在である必要性はなく、それぞれの「強み」とほかのメンバーの「強み」とが協調しあい、よりしなやかでバランスの取れたチームを構成していくことの大切さも気づきましょう。

(5)ポジティブ感情を高める！

　ここでは日々、ストレスを受け続けることによるメンタル不調に対する予防策として「ポジティブ感情を高める」ことの大切さを紹介します。

　ポジティブ感情研究の第一人者であるバーバラ・フレドリクソン博士によると、10の主要なポジティブ感情として図表2が挙げられています。

　まずはこれらの感情を感じている自分に注目したり、これらの感情を感じる機会を増やしてみましょう。これらの感情のレベルをそれぞれ高めていくことで、思考が柔軟になり、思考の幅が広がり、また視界に入る可能性の範囲を広げてくれる効用が得られます。さらには安眠できるようになったり、逆境からの回復（「レジリエンス」といいます）を促したり、人付き合いにおいて彩りが広がっていくなど、心身の状態だけでなく、社会性においても、螺旋階段を登るようなプラスの上昇効果があると言われています。世間で言われているでしょう。"恋する女性は美しくなる"ということ。学問的裏付がある話なのです。

　なおここでも大切なことは、決してネガティブな気持ちを抑え込むことを推

図表2　10の主要なポジティブ感情

①喜び（Joy）	⑥誇り（Pride）
②感謝（Gratitude）	⑦愉快（Amusement）
③安らぎ（Serenity）	⑧鼓舞（Inspiration）
④興味（Interest）	⑨畏敬（Awe）
⑤希望（Hope）	⑩愛（Love）

奨しているわけではなく、ありのままの自分を認めた上で、意識的にポジティブ感情の割合を増やすべく、気持ちのバランスを整えていくことだとされています。

(6)ポジティブ感情に関連するエクササイズ

　ポジティブ感情を高める方法のうち高い効果が認められているセルフワークをいくつかご紹介します。まずは、ポジティブ心理学の創始者であるセリグマン博士によって開発された「3つの良いこと（Three good things）」といわれるセルフワークを紹介します。毎日寝る前に、今日起こった3つの良かったこと（他人への親切、他人から受けた親切、周囲への感謝、よくできた自分を褒める、気分が良いと感じたことなど）を書き出して、これを1週間続けるというシンプルなものですが、「毎晩続けることによりウェルビーイングが向上し、抑うつが軽減する」ことが、数多くの被験者を対象とした研究にて実証されていることから実に信頼性の高いエクササイズです。これまで漫然と過ごしていた1日のなかに周囲への感謝や親切、自己肯定感を高める出来事などを意識して見出すことで、同じ出来事でも捉え方を変え、不快感情を調整していくことが可能となります。すなわち認知療法の一技法です。今晩からすぐに始めることができますのでぜひ、試してみましょう。

(7)職場で笑顔があふれる「感謝の手紙」

　次に高い効果があることが証明されているエクササイズに「感謝の手紙」があります。こちらもセリグマン博士によって開発されたものです。具体的には、目を閉じ、頭に浮かんだ人に感謝の手紙を書き、自分で直接渡しに行くという方法です。手紙の字数は700～800文字程度とＡ4用紙1枚程度です。これまで自分にしてくれたことや、それが自分の人生に与えた影響などへの感謝を、しかも最大限の感謝の気持ちを込めて表現します。

　そして手渡しに行きます。できればその人の前で読み上げ、そのときの感情を共有します。これは、職場内でも実践できるエクササイズで、例えば、普段は直接接することはないが業務上よく連絡を取っている他部署の方、毎日顔を合わせている同僚や上司と交換する方法が効果的です。謙譲を美徳とする日本人の間では、そこまでの感情表現には躊躇心が出ることから、「サンクスカード」にしたり、食堂にお客様からの感謝の手紙を張り出したりすることで代用

されています。実際に導入を試みた企業からは、既存の人間関係の枠をひとつ超えるような強いつながりができた、自分の仕事の意義を再発見できたといった良い効果が確認されています。

(8)人生の満足度を決定するもの

　幸福を決定付ける要素を取り扱った研究としてはソニア・リュボミアスキー博士らの研究が挙げられます。研究結果によると、人が幸せを感じる構成要素は、遺伝的要素が50％、自分自身でコントロール可能な要素が40％、環境的要素が10％であるとされています。遺伝的要素が50％も占めていることは読者の皆様にとっても意外ではないでしょうか。この世に生まれたときからすでに「どんなことに幸福・満足を感じられるか」の度合いの半分がすでに決定されていることが示された結果だからです。

　しかし、すでに決定されていることは悪いことばかりではありません。例えば「常に後ろ向きな自分自身を好きになれない」と感じている場合を考えてみましょう。すでに決定されているという事実により、ひょっとしたら、その感じ方自身が、自分で何とかなる問題ではないと捉え直すことが可能になります。すると良い意味で割り切るという新たな視点が導かれます。

　このように、人の幸せの感じ方が先天的に5割も決まっていたからといって、不幸になるわけではありません。この、生まれながら持つ幸福かどうかの判断点を「幸福の基準点（Base line）」と呼びます。この「幸福の基準点」は、瞬発的な人生のイベント（昇進、結婚、宝くじが当選するなど）によって一時的に上昇することはあったとしても、逆に失敗や挫折によって一時的に下がったとしても、時間が経つにつれ、結局は自分自身の基準点に戻っていくことが示されています。すなわち、外的要因による幸・不幸は一時的な要因に過ぎません。

　したがってこの「幸福の基準点」を上昇させることが幸福度を向上させる鍵になります。そのためには、自分自身でコントロール可能な40％に着目し、"何を考え、何を感じ、何をするのか"を改善することが大切です。具体的には、楽観的な考え方を養う、考えすぎ、社会的な比較をやめる、親切な行動を意識する、目標にコミットするなど12の行動習慣がソニア・リュボミアスキー著の『幸せがずっと続く12の行動習慣』（日本実業出版社、2012年）に示されています。もちろん既述の「強み」を活かすことやポジティブ感情を高めていくこ

とも有効な手段のひとつです。

　毎日の小さな内面の変化や積み重ねを大切にしていると、この「幸福の基準点」は上昇していると言われていますので、日々めげずに意識してみましょう。ストレス関連疾患やメンタル不調に陥らないためのセルフケア方法としても役立ちます。

(9) ウェルビーイングを構成する要素「PERMA」

　「PERMA」とは、セリグマン博士によって提唱された「ウェルビーイング」を研究主題とし、個や社会の持続可能な繁栄の向上を目標とした際に把握する、以下の5要素です。
・P＝PositiveEmotion（ポジティブ感情）
・E＝Engagement（エンゲージメント、フロー）
・R＝Relationship（関係性）
・M＝MeaningandPurpose（人生の意味や目的）
・A＝Achievement（達成）

　これらはメンタル不調予防効果のみならず職場のメンタルヘルスの増進や、イキイキと働きやすい環境形成に活用できることから、実際に応用された研究が豊富にあります。自分の感情をていねいに見つめ直し、自分にとっての"幸せ"とは、一体何なのか捉えなおし、そしてこれらを扱いなおすことで健やかな毎日を過ごすことが可能になります。また、「生まれてきた意味＝幸せの追求であり、人生＝喜びである」という使命を我々は与えられているものと考えられています。

第3章

ストレスチェック制度による1次予防

　この章では、法制度化されたストレスチェック制度を活用することで、労働者に生き生きと仕事に邁進してもらう方策を紹介します。

1　ストレスチェック制度とは

　ストレスチェック制度とは、ストレスチェックの実施、その結果に基づく医師による面接指導、面接指導結果に基づく就業上の措置、ストレスチェック結果の集団ごとの集計・分析など、一連の取組全体を指します。このストレスチェックは労働者における仕事によるストレスの程度を把握し、早期に対応することで、メンタルヘルス不調となることを未然に防止するという「１次予防」を目的として実施されます。

　平成27年12月に施行された改正労働安全衛生法により、「常時50人以上の労働者を使用する事業場」に対して「ストレスチェック」の実施が義務付けられました。ここでいう「常時使用する」とは、契約期間（１年以上）や週の労働時間（通常の労働者の４分の３以上）をもとに判断するのではなく、常態として使用しているかどうかで判断しなければなりません。したがって、例えば週１回しか出勤しないようなアルバイトやパートタイマーであっても、継続して雇用し、常態として使用している状態であれば、常時使用している労働者としてカウントしなければなりません。派遣労働者を受け入れている場合も同様です。常態として使用しているのであればカウントすることになります。例えば事業場に労働者が60人いて、内20人が派遣労働者という場合、正規の労働者は40人しかいなくても、派遣労働者を常態として受け入れているのであれば、ストレスチェックの実施義務のある事業場となり、40人の正規労働者に対してストレスチェックを実施する義務が生じます。この場合、派遣先事業者は派遣労働者に対しストレスチェックを実施する義務はありません。派遣労働者20人に対するストレスチェック実施は指針に基づく努力義務になります（職場の集団ごとの集計・分析は元から努力義務です）。

　このように労働者の数え方は一般定期健康診断の対象者とは異なるので、対象となる事業場は多くなることに注意が必要です。実施を業者等に外注する事業者も１回やって終わりではなく毎年のことです。業者が独自で開発したさまざまな尺度の押し売りに対しても、吟味できる視軸を持つとともに、外注しない場合でも、制度の構築や導入、実施は毎年、容易に実施できるような内容にしなければなりません。

　しかし図表３のように準備から事後措置までは半年弱、期間を要します。実施時期は慎重に決めましょう。

図表3　ストレスチェック実施のスケジュール

ストレスチェック実施準備
↓おおよそ1カ月
ストレスチェック
↓結果出力後速やかに
本人に結果通知
↓おおむね1カ月以内
本人からの面接指導の申し出
↓おおむね1カ月以内
医師による面接指導の実施
↓おおむね1カ月以内
医師から意見聴取
↓（定めなし）
事後措置　およそ5-6カ月後

　実施日程を考慮する場合についてです。ストレスによる心への蓄積疲労を把握するためには、決算月翌月といった繁忙期終了後の実施が望ましいです。嘱託産業医との契約が月に一度、1回につき2～3時間程度の契約の場合には、定期健康診断の結果が返ってくる時期と重ならない工夫が必要となります。産業医としての就労上の措置判定や芳しくない健診結果を示した労働者との面談には数カ月は必要だからです。

　また、「職業性ストレス簡易調査票」による組織評価は、受検した方の「職場の感覚的ストレス度」といえましょう。「感覚」とつけたように、あくまで個々の受検者の主観に基づいた結果が元になっています。

　以上の流れだけでは受検者の心の変調を、恣意的要素を排除、すなわち客観的に把握するには限界があります。むろん、「高ストレス者」のうち、実際に医師による面接指導後、精神科からの専門的支援や就労支援が必要だと判断された場合には、「応急処置」を講じえたものと捉えられましょう。しかしそもそもこのストレスチェックは、法律上は年に一度の実施義務しかありません。その限界に対する対応例を紹介します。

①疲弊困憊した労働者を把握するために決算後に実施

この企業では結果として、定期健診実施時期の半年後の実施となり、定期健診の事後措置と重なることもなくなりました。労働者も半年ごとの体と心の健康診断だという位置づけでの理解が進みました。
②人事異動の影響を把握するために、人事異動の前後に実施
　ストレスチェックを社内で実施できるかどうかは、図表4で確認してください。①〜④に該当する場合は、外部への委託をおすすめします。

図表4　ストレスチェック制度を社内で実施できる条件とその判別チャート

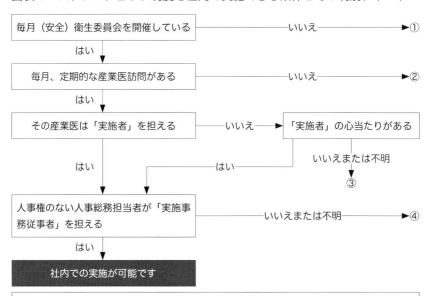

①労働安全・衛生コンサルタントや社会保険労務士に管理体制の構築と運営支援を仰ぎましょう
②定期的な産業医訪問のための予算確保が先です
③外部機関に、「実施者」を委託する必要があります。「実施事務従事者」の業務が担えるかどうかは、人事権ない人事総務担当者が、ストレスチェック制度の一連の作業に従事してくれるかどうか次第になります。
④外部機関に「実施事務従事者」の業務を委託する必要があります。

2 ストレスチェック制度の三大特徴

ストレスチェックには「1次予防」という目的遂行のために主に3つの特徴があります。

(1) ストレス・マネジメント

労働者の心理的な負担の程度を把握するための検査（以下、ストレスチェック）の実施後、ストレスチェックの結果を労働者自らが把握することで、ストレスの状況について気付きを行うとともに、「ストレス・マネジメント」といいますが、ストレス因子（ストレッサー）への上手な対応を行うきっかけにすることが可能となります。

(2) 医師による面接指導制度

「長時間労働者に対する医師による面接指導制度」（労働安全衛生法第66条の8、9）によってこれまでは、月あたりの超過労働時間数が100時間等の長時間労働に従事していた労働者しか希望できなかった医師による面接指導が、ストレスチェックを受けた労働者のうち、一定の基準を超した高ストレス者であれば、労働者の希望により全員受けることが可能となりました。労働者がメンタルヘルス不調に陥ることを未然に防止するという「一次予防」の取組みが強化されることで、精神疾患による休職者数発生が抑制されることが期待されます。

精神障碍による労災請求数と労災支給決定件数は増加する一方です。労災請求数については平成27年度は1515件と、前年度から59件増加しました。労災支給決定件数は472件と前年度より25件減少しましたが、依然として高止まりの状況は続いています。その背景には、メンタルヘルスに取り組んでいる事業場の割合は60.7%（平成25年労働者健康状況調査）に過ぎず4割近くの事業場では取り組まれていないことが挙げられます。そんななか、ストレスチェックの実行や医師による面接指導制度によって、メンタル不調によって休みがちな労働者の発生が少なくなるだけでも、組織全体としての生産性は向上するでしょう。

(3) 集団ごとの集計・分析というベンチマーキング

ストレスチェック結果の集団ごとの集計や分析結果は、これまでに得られている全国統計をベンチマークとすることで、その集団の、いわゆる"働きやす

さ"という視点からみた、全国での立ち位置が把握できるようになります。結果としてどのような対策を執ったらより働きやすくなるのかまで考察できるようになることから、企業での職場環境の改善につなげられるようになります。組織分析から得られた職場環境改善対策を執ることで、労働者にとっていきいきと働きやすく活力あふれる快適職場の形成が可能となります。

以上の3つの特徴があることから、ストレスチェック制度の活用によって生産性向上も期待できるようになります。また活用方法によっては、その企業の魅力や社会的評価を高めることさえも可能になる制度といえましょう。

世界を見ても、心の健康診断を法律で義務付けている国は日本以外にはありません。世界で類稀な制度を上手に活用することで、グローバル社会でサバイバルする労働者の支援を上手に提供していきたいものです。そのためには「メンタルヘルス指針」に基づいた「心の健康づくり計画」の策定、管理監督者へのメンタルヘルス研修、メンタル不調者に対する職場復帰支援を始めとした就労支援、そして今回の「ストレスチェック制度」導入と、上記の目的を踏まえた一連の人的投資の最大化が求められるところです。

ストレスチェックと面接指導の実施に係る流れは図表5のとおりです。

図表5　ストレスチェック制度の流れ

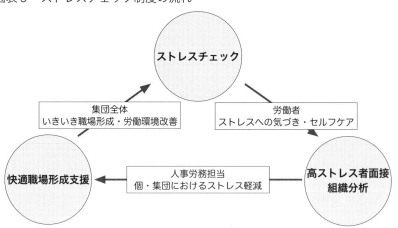

※ストレスチェック制度の流れ図（「ストレスチェックと面接指導の実施に係る流れ」http://kokoro.mhlw.go.jp/etc/pdf/roudou_anzen201505.pdf）を参照

3　ストレスチェック制度の対象者とは

　ストレスチェックの受検対象者は、実施義務の有無の判断において「常時使用している」労働者としてカウントされた者とは異なり、「常時使用する」労働者です。すなわち、以下の2つの要件を満たした労働者が対象になります。
①期間の定めのない労働契約により使用される者（期間の定めのある労働契約により使用される者であって、当該契約の契約期間が1年以上である者並びに契約更新により1年以上使用されることが予定されている者および1年以上引続き使用されている者を含む）であること。
②その者の1週間の労働時間数が当該事業場において同種の業務に従事している通常の労働者の1週間の所定労働時間数の4分の3以上であること。

　具体的にわかりやすい基準としては4月1日時点で定期健康診断対象者と同じと考えてください。社会保険の適用対象者という理解もあります。休職中の労働者は対象から除外されます。

　なお、現在の加入基準で社会保険被保険者数501人以上の企業を対象に、2016年10月に社会保険の適応対象が以下の4要件を満足するならば、1週間の労働時間数が当該事業場において同種の業務に従事している通常の労働者の1週間の所定労働時間数の4分の3未満の人であっても社会保険被保険者の範囲が拡大されます。
①1週間の所定労働時間が20時間以上
②賃金月額が8万8000円以上
③勤務期間が1年以上見込まれる
④昼間学生ではない

　一方、従業員数500人以下の企業については、2019年9月30日までにその後に関する検討が行われ、必要な対応が取られることになっています。

　今回、ストレスチェック制度も、この社会保険範囲の拡大措置との整合性も図られることになるでしょう。

4　衛生委員会にて実施や審議すべき事項

　ストレスチェック実施前の準備には以下の2点があります。
・事業者による方針の表明

・衛生委員会での調査審議

(1)方針表明

　事業者の表明する方針は極めて重要です。単に法律に決められたからであるとか、"メンタル不調者が多いので、致し方なく取り組む"といった後ろ向きな対応では、メンタル不調者は減らせません。致し方なく取り組んだ仕事で達成感を味わうことができるでしょうか。達成感を味わえない業務に長時間、従事させられる労働者の身になって考えてみてください。生産性が落ちるだけではなく、メンタル不調に陥る可能性があることが想像できますよね。メンタル不調者が出てしまっては労働力が失われてしまいます。そうなればその部署の同僚にも影響がおよび、顧客にも迷惑をかけるようになると管理職の責任問題にまでなり得ましょう。

　一方、長時間労働者への医師による面接指導が法制化された際、著者の支援を踏まえ、きちんとした対応を、トップを筆頭に執った企業では、抑うつ性障碍による休職者をゼロにまで導くという実績をあげました。今回の法制化は、すでに実施している企業において、有用な結果が出たからなのです。

　先進例を具体的に記述します。その企業では事業者が労働者のメンタルヘルスに強い関心を持ち、メンタルヘルス指針を元に「心の健康づくり計画」を労働衛生コンサルタントの協力を得ながら策定しました。また、ストレス要因から労働者を守るという揺ぎ無い信念を基盤に、メンタルヘルスに関する教育や研修の機会を設け、「4つのケア」といわれるセルフケア、ラインによるケア、事業場内産業保健スタッフ等によるケア、事業場外資源によるケアを効果的に推進し、職場環境の改善やメンタル不調への対応、職場復帰支援を円滑に行うというメンタルヘルスケアを始めました。当初は一つひとつの対策が、セルフケア向けであったり、ラインによるケア向けであったりと対象はバラバラでしたが、ストレスチェックの導入後は、職場環境に問題があるのか、セルフケアに問題があるのかの把握が可能になり、課題が浮き彫りになりました。課題が見つかれば、その脆弱な部分を補強するというPDCAサイクルをまわすことが可能になります。このような取り組みを続けることでストレスチェック制度がその企業に根付き、職場環境のストレス要因は除去され、働きやすい、活力あふれる環境が形成され、その結果として企業の心的健康度が向上するのみならず企業の生産性まで高進したとのことでした。

(2)衛生委員会の調査審議

　衛生委員会で調査審議をするにあたっては、まず「ストレスチェック制度導入について」を議題として挙げることから始めましょう。衛生委員会では、事業者の方針についての審議や、労働者側の希望を踏まえた内容を決めていくことが可能です。そして衛生委員会での調査審議扱いにすることで、実際にストレスチェック実施が開始となるまでに、会社の実情にあった、かつ適した内容を構築することが可能となります。

　衛生委員会で調査審議をするにあたって審議しなければならない事項には以下があります。

①ストレスチェック制度の目的を事業場内で周知する方法（衛生委員会、社内イントラ、文書掲示等）
②制度の実施体制（実務担当者（ストレスチェック制度担当者）、実施者、実施代表者・共同実施者、実施事務従事者の選任、明示など）
③制度の実施方法（使用する調査票、高ストレス者の選定基準、ストレスチェックの実施頻度・時期、面接指導の受け方など）
④ストレスチェック結果に基づく集団ごとの集計・分析方法
⑤ストレスチェックの受検の有無の把握方法と受検勧奨の方法
⑥ストレスチェック結果の記録の保存方法
⑦ストレスチェック、面接指導および集団ごとの集計・分析結果の利用目的・利用方法
⑧ストレスチェック制度に関する情報の開示、追加および削除の方法
⑨ストレスチェック制度に関する情報の取扱いに関する苦情の処理方法
⑩ストレスチェックを受けないことを選択できる旨、事業場内で周知する方法
⑪労働者に対する不利益な取扱いとして禁止される行為を事業場内で周知する方法

　制度が導入される予定になっていることを説明した上で、どのような形で実施していきたいのか、どのような形で結果を通知して欲しいのかなど、より良い内容になるよう労働者の意見を汲み取りながら協議することで、多くの労働者に安心感をもって受検してもらうことが期待できます。そのために会社側はきちんと個人情報を保護するとともに、不利益な取扱いをしないこと、そのために具体的な制度の策定と構築という心構えを持ち、かつそうなるよう準備を重ねていくことを、衛生委員会での調査や審議を通じて丁寧に労働者に説明し

ていくことが必要です。

　そのためのたたき台として、「労働安全衛生法に基づくストレスチェック制度実施マニュアル（平成28年4月改訂）」（以下、「マニュアル」とする）で示されている巻末資料8の実施規程を"手本"として活用してみてください。ここにあることを展開できるようにしていくことが、ストレスチェック制度をきっかけとして労働者の働きやすさと活力を高めることに繋がることが期待できます。

　なお、事業場によっては「メンタルヘルス指針」に基づいた対策を行ってきていなかったところもあるでしょう。その場合には、労働安全・衛生コンサルタントか社会保険労務士の支援を仰ぎながら、「心の健康づくり計画」を立て、長時間労働者への医師による面接指導制度やメンタル不調による休職者に対する職場復帰支援プログラムの構築・整備も同時平行で進めると良いでしょう。

5　質問票選定

　ストレスチェック実施前までに決める事項にストレスチェックに使う質問票があります。

⑴ **57項目版「職業性ストレス簡易調査票」**

　これまでの定期健康診断は、主に仕事による身体への影響を把握するためのものでした。一方、今回のストレスチェック制度の法定化の目的には、労働者がメンタルヘルス不調となることを未然に防止するという「1次予防」の取組みを強化することがあります。したがって使用すべき調査票には以下の3つの領域に関する項目で構成される調査票を用いて労働者のストレスの程度を点数化して評価することが求められています（規則第52条の9）。

「仕事のストレス要因」：職場での仕事のさせ方や与え方に対する当該労働者の心理的な負担

「心身のストレス反応」：心身の自覚症状

「周囲のサポート」：職場における上司や同僚の支援

　これら3領域が網羅され、かつ点数評価が可能で、さらには解析ソフトの無料利用までもが可能となっているものに、57項目版「職業性ストレス簡易調査票」があります（巻末資料2）。この「職業性ストレス簡易調査票」は平成11

年までには完成しており、その後多数の企業における使用実績があります。そしてこの調査票に対する信頼性や妥当性が厚生労働省による検討委員会で確認されたことから、指針において使用が推奨されるに至っています。

　この57項目版「職業性ストレス簡易調査票」の実物と判定結果をネットで、かつ無料で受けるサービスが構築されています。運輸事業従事者向けではありますが、書類を送付したり、荷物を運んだり、届けたりするような仕事をしたことがあれば、試すことが可能です（「運輸事業従事者のためのメンタルヘルスこころの健康自己チェック」http://www.transport-pf.or.jp/mhc/pc/index.html）。

(2) 23項目版「職業性ストレス簡易調査票」

　質問項目を減らす場合には、「職業性ストレス簡易調査票」の簡略版として23項目の例が掲載されています（巻末資料３）。この簡略版でも全国統計との比較検討が可能になっています。ただこの23項目版は今回のストレスチェック制度法制化にあわせ、厚生労働省による専門家を集めた検討委員会の席上、急に"根拠あり"と上奏された感を抱かざるをえません。57項目版に比べ実施時間が半分で済むとはいえ、短縮できる時間はわずか５分程度ですので、57項目版を使う時間の投資対効果は補って余りあるものと考えます。

(3) 質問項目を増やす場合

　「仕事のストレス要因」、「心身のストレス反応」、「周囲のサポート」の３領域に関する項目により検査を行い、ストレスの程度を点数化して評価できる条件を満たしてさえいれば、独自に自由記述欄を設けたり、業者の提案する質問項目を追加で増やしたりと、提供するストレスチェックでの質問票を独自に設計することも可能です（図表６）。ただし、その場合には以下の観点からの吟味が必要です。

① 第三者の評価を経ていない質問尺度を、職業性ストレス簡易調査票と"抱き合わせ販売"している業者が見受けられます。産業衛生学会等の第三者により科学的な妥当性の吟味を受けた尺度はまれです。その質問が本当に有用なのか評価吟味が必要です。
② 質問票により自殺のリスクを把握する場合は、自社の体制が十分整っているか否かの評価吟味が必要です。

③ストレスチェック実施後の結果は、会社独自で決めた質問項目に関する検査結果も、労働者の同意なく事業者に提供することはできません。

図表6　独自の質問項目を加える場合のイメージ

職業性ストレス簡易調査票（23項目版　または　57項目版）

＋

独自項目の追加

∥

職業性ストレス簡易調査票の3大目的 　◎高ストレス者抽出 　◎従業員のストレスへの気づき（セルフケア） 　◎集団分析結果を踏まえた働きやすい環境づくり 独自の質問項目の目的 　　□

●コラム：自殺のリスクはストレスチェックで把握すべきか

　これまで産業医がきちんと職場に顔を出していなかったり、いたとしても高慢な態度をとっていたりしていた場合に自殺リスクを把握する質問をしても、労働者は戸惑い、否定的な反応しか呼び起こされないでしょう。働きやすい職場環境形成という理念すら危ぶまれる可能性が高い状況ですから、自殺リスクの確認は時期尚早と考えられます。マニュアルにも「『死にたいですか？』とか『死んでお詫びをしたいと思いますか？』といった項目は、背景事情なども含めて評価する必要性がより高く、かつこうした項目から自殺のリスクを把握した際には早急な対応が必要となることから、企業における対応の体制が不十分な場合には検査項目として含めるべきではない」（※下線は著者による）とあります。それでは企業における対応の体制が十分な場合とは何を示しているのでしょうか。以下の3つの対応が可能である場合と想定されます。

①面接指導が必要な高ストレス者と評価された労働者であって、医師によ

る面接指導の申出を行わない人に対しては、相談、専門機関の紹介等の支援を必要に応じて行う
② 「補足的面談」を用意する（①、②の仔細は69ページで後述します）
③ ストレスチェック結果をもとに、抑うつ症状等についても必要に応じて確認するなど、面接指導を充実させる

　上記の3つの対応が可能である場合には質問票に自殺リスクを把握する項目を追加することができると考えれば良いでしょう。それではストレスチェックによって、自殺リスクは把握するべきなのでしょうか。筆者は体制が整っている企業では積極的に把握すべきと考えています。自殺者が出ることが心配される状況なのに確認しないという決断をすることには勇気が必要ですし、実際に自殺者が出てしまってからでは遅いからです。また、ストレスチェック制度をとりまく次の4点の状況からも、積極的に把握すべきと言えます。

ⅰ 「東芝深谷事件」（平成26年3月24日最高裁判決）にて精神的健康に関する情報を申告しなかったことをもって、民法418条または722条2項の規定による過失相殺をすることはできないという判例があることから鑑みると、自殺リスクを把握せずに実際に自殺者が出た場合には、安全配慮義務履行違反に問われかねません。

ⅱ メンタルヘルス指針における「メンタル不調」の定義は以下となっています。「精神および行動の障碍に分類される精神障碍や自殺のみならず、ストレスや強い悩み、不安など、労働者の心身の健康、社会生活および生活の質に影響を与える可能性のある精神的および行動上の問題を幅広く含むもの」。自殺という記載がある以上、それらの予見性に基づいた結果回避義務がストレスチェック制度では生じるものと考えられます。

ⅲ ストレスチェックの結果は、「実施者」は把握していても、「事業者」は受検者の同意がない限り把握できません。それにも関らず、何かあったら責任を負わされるのは「損害の公平な負担」原則に相容れません。しかしながら厚生労働省の担当者は、検討会にて責任を負うのは「事業者」との姿勢を貫いています。である以上、自衛手段が必要になりましょう。

iv 疾病リスクを評価する追加質問は医療職による面接と同じく任意です。任意であることから、労働者を大切にしたい企業においては、十分な体制が整っているとの外形を示す「健康投資」だと考えられる場合には、積極的に取り組むことが可能になります。何しろ身体に対する定期健康診断では、各種がん検診を導入している企業があります。がん検診の有用性についてはアメリカのPreventive Services Task Force（米国予防医学専門委員会・PSTF）による勧告が有用です。PSTFから推奨されていないがん検診さえ導入されている背景には、おそらく、労働者側から、健康面で不安が出ないように、安心して仕事に打ち込めるようにしたいといった要望があったのかもしれません。この実際から鑑みたら、ストレスチェック制度には働きやすい環境づくりが理念にある以上、安心して働くために、メンタル不調に関してのスクリーニングの導入も求められていくことでしょう。

　以上、自殺リスクを検査項目に含めることが可能な企業における対応の体制が十分な場合を想定してみました。むろん人の命が掛っていく話です。心配な向きもあるでしょう。どのような質問項目にしたら良いのか、実施者はメンタルヘルスに長けた医療職なのか、補足的面談ができる心理職はいるのか、面接医はきちんと確保できるのかが会社の未来を決定することになります。外注する業者は信頼に足りるのかこれらの観点から、専門性があるのか確認してみてください。

※米国予防医学専門委員会の勧告の一部は、「海外癌医療情報リファレンス」(http://www.cancerit.jp/about) で確認可能です。

(4)「職業性ストレス簡易調査票」の限界

　簡易調査票の背景には「職業性ストレスモデル」理論があります。そこでは正規労働者なのか、パートタイマーなのか、職位や職務上の葛藤・不明確さ、将来性、交代制勤務なのかといったより仔細な仕事との関係性だけではなく、家族等との関係、婚姻状況、性格との関係性まで把握した上で、何が主要なストレス要因なのかを判別するものでした。今回は、仕事以外の因子把握が不十分です。したがって、仕事による影響が色濃く出てしまう点に注意が必要です。

また、加藤らの研究結果※を踏まえると、夜勤看護職等、強い眠気を常態的に訴える集団においては、精確に判定できない可能性があります。

6　実施方法、実施手段、実施体制整備

　ストレスチェックの質問票が自記式アンケート形式になる場合には、配布には制限はありませんが、回収の際には、記入済の調査票が周囲の人の目に触れないよう封筒に入れ封印した上で回収したり、産業保健スタッフが直接回収したり、もしくは産業保健スタッフの元に送付するという個人情報保護の配慮が必要になります。

　インターネット等の電子媒体を介した実施も可能ですが、その際には以下の条件を満たす必要があります。

①事業者および実施者において、個人情報の改ざんの防止のための仕組みが整っており、その仕組みに基づいて実施者が個人の検査結果の保存を適切に行っていること
②労働者と実施者以外は閲覧できないようにされていること
③ストレスチェック結果の確認や点検といった実施者の役割が果たされていること。

　なお、ストレスチェック結果だけでは面接指導の対象者選定が難しい場合には、衛生委員会での調査審議により、ストレスチェック後に実施者が面談等を通じた面接指導の対象者選定が可能になっています。この面接指導対象者の選定方法の仔細は次章で、混乱している現状を解釈した上で紹介します。

(1) ストレスチェック実施費用や労働時間としての取扱い

　ストレスチェックに要する費用は通達により、全て企業が負担することとされています（平成27年5月1日　基発0501第3号）。

　一方、労働時間として扱うことの必要性については、同様の通達において「ストレスチェック及び面接指導を受けるのに要した時間に係る賃金の支払いについては、当然には事業者の負担すべきものではなく、労使協議をして定めるべ

※　加藤千津子，嶋田淳子，林邦彦．看護職の眠気と職業性ストレスの関連．日本公衆衛生誌　2015：62（9）：548-555

きものであるが、労働者の健康の確保は、事業の円滑な運営の不可欠な条件であることを考えると、ストレスチェック及び面接指導を受けるのに要した時間の賃金を事業者が支払うことが望ましい」としています。

海外の現地法人に雇用されている場合は、日本の法律が適用にはならず、ストレスチェックの実施義務はありませんが、日本の企業から現地に長期出張している労働者の場合は、ストレスチェックを実施する必要があります（一般健診と同じ扱い）。業務上の都合ややむを得ない理由でストレスチェックを受けることができなかった者に対しては、別途受検の機会を設ける必要があります。

(2)ストレスチェックの実施体制

実施するにあたって、役割と権限が図表7のように定められています。

ネットを介してストレスチェックを実施する場合、「実施事務従事者」がネットシステムに精通していないと、外部従事者に委託せざるを得ません。その外部会社がIT会社だとプライバシー保護の観点から、注意が必要になります。

実施事務従事者が、将来、人事権ある地位に就く場合、労働者から、「人事に影響があるのではないか？」という疑いを持たれてしまう可能性があります。防止方法としては、実施事務従事者を一定期間、人事権ある地位に就けないようにすることや別の職務の管理職にすることが挙げられます。

しかしながら、課された責任の重さと、将来性まで奪われかねないことを危惧し、「任命されるくらいなら退職する」と担当予定者が就任を拒否した事例が確認されています。解決策としては、実施事務従事者は外部委任とするか、医療職を始めとした専門職を雇用して対処することが挙げられます。

図表7　ストレスチェックの実施体制における役割と権限

事業者	指針で定められたストレスチェック制度での役割は以下のとおりです。ストレスチェックの実施に当たっては、実施計画を策定し、事業場内の産業医や委託先の外部機関との連絡調整や、実施計画に基づく管理を行う実務担当者（ストレスチェック制度担当者）を指名し、実施体制を整備することが望ましいとされています。
実務担当者 （ストレスチェック制度担当者）	会社側の責任者です。ストレスチェックの実施計画を策定したり、実施管理したりと、実質的な責任者になります。以下で述べる実施者や実施事務従事者とは異なり、ストレスチェック結果等の個人情報を直接取り扱うことをしないため、人事総務課長など、人事権を持つ者でも担えます。指針では、衛生管理者や事業場内メンタルヘルス推進者が担うことが望ましいとされています。
実施者	ストレスチェックの実施主体となれる者であり、「医師、保健師その他の厚生労働省令で定める者」（法第66条の10第1項）とされています。ここでの厚生労働省令で定める者とは、厚生労働大臣が定める研修を修了した看護師もしくは精神保健福祉士であって、ストレスチェックを実施する者を指します。マニュアルでは、日頃から当該職場の状況を把握していることより、産業医が実施者になることが最も望ましいとされており、次いでその事業場の産業保健活動に携わっている場合にのみ、精神科医や心療内科医等の医師、そして前述要件を満たした保健看護職が担当できます。したがってかかりつけ医は担えません。また産業医が実施者を担当する場合には労働者本人からの同意を得るプロセスが不要なため、高ストレス者の早期把握と素早い対応が可能です。 なお、「公認心理師」資格を定める「公認心理師法」が2015年9月19日、第189回国会において成立しました。公認心理師が行う心理行為としては、「対象者の心理状態の観察・分析」「対象者との心理相談による助言・指導」「対象者の支援者との心理相談による助言・指導」「メンタルヘルスの知識普及のための教育・情報提供」の4種が掲げられており、今後、実施者の要件として「公認心理師」も認められる可能性があります。
共同実施者	ストレスチェックの実施者が複数名いる場合の実施者を「共同実施者」といいます。元から契約している産業医が、"メンタル対応は苦手だ！"という場合、実施者を外部に委託することになります。その場合、その産業医は、労働者のストレスチェックの結果について、本人からの個別の同意がなければ内容を把握することができま

	せん。一方、産業医が「共同実施者」という立場であれば個別同意は不要です。ストレスチェック結果もプライバシーへの配慮が必要な健康情報の一つとして管理することになるからです。 　したがって高ストレス状態にある労働者を把握し、即、相談対応したり面接指導を勧奨したりと迅速な対応を可能とするため産業医には、「共同実施者」の役目を果たしてもらうことを契約の条件とすることを勧めます。現在メンタル不調への対応が苦手としている産業医と契約していたとしても、この「共同実施者」として参画するよう要望しましょう。万が一断られた場合でも、メンタル対応に長けた医師や労働衛生コンサルタントに、必要に応じて相談に乗ってもらう、顧問への就任を打診する方法があります。
実施代表者	複数名の実施者を代表する者を「実施代表者」といいます。
実施事務従事者	実施者のほか、人事権はない者のうち、実施者の指示により、ストレスチェックの実施の実務（個人の調査票のデータ入力、結果の出力事務、個人の結果の保存（事業者に指名された場合に限る）、面接指導の申出の勧奨等を含む）に携わる者を指します。実施者と同様に人事権を有する者はなれません。人事権を持つ者が衛生管理者を兼ねている場合にはその衛生管理者はなれません。

⑶「ストレスチェック対象者管理基本台帳」作成

　実施事務従事者は、派遣労働者も含めたストレスチェック制度の対象者、受検者、未受検者をリスト化する必要があります。社内情報なので全て外部に委託はできません。また、ストレスチェックを紙ベースで実施する際にも、表計算ソフトを使って作成することが現実的です。なぜなら、労働者台帳と紐付けしておくことでアップデートしやすいからです。

　紐付けしておく項目としては、社員番号、氏名、生年月日、性別、入社年月日、社歴、新卒・中途の区分、所属、職位、受検希望の有無、受検の有無、領域ごとの点数、結果判定、医師への面接希望の有無、事後措置内容が挙げられます。

⑷派遣労働者の取扱い

　派遣労働者へのストレスチェックおよび面接指導の実施義務は派遣元にあります。一方、指針では派遣労働者を含めた集団ごとの集計・分析は、派遣先事業者が実施すべきとされています。

　派遣元事業者は、派遣労働者のストレスチェック等に関する義務の履行のた

め、必要に応じ派遣先事業者に協力要請を行いますが、あらかじめ本人に同意を得る必要があります。派遣元事業者が義務を果たすためには、派遣元事業者からの協力要請を踏まえ、派遣先事業者も次の事項について協力していく必要があります。

①**ストレスチェック**：ストレスチェック受検のための時間の確保等についての配慮
②**医師による面接指導**：派遣元事業者に対する、労働時間など勤務状況に関する情報の提供、面接指導を受けるための時間の確保等についての配慮
③**労働時間の短縮等の就業上の措置**：就業上の措置について協力要請があった場合の協力

　なお、定期健診の取扱いと同様に、派遣元から派遣先への依頼（契約による委託）により、派遣元事業者の負担で派遣先事業者が実施するストレスチェックを派遣労働者に受けさせることは制限されていませんが、この場合、労働者にとって受検の機会が一度で済むというメリットがある一方、誰が事業者への結果提供の同意を取るのか、結果を派遣先の実施者から派遣元にどうやって提供するのか、誰がどこで結果を保存するのかなど、派遣元と派遣先との間で複雑な情報のやりとりや取り決めが必要となるため、特に情報管理の観点から留意が必要です。

　また、派遣労働者の就業上の措置の実施に当たっては、派遣元と派遣先との連携が求められますが、派遣先との連携に当たっては、契約更新の拒否など不利益取扱いに繋がることのないよう、派遣元としても十分に配慮する必要があります。配慮事項としては以下があります。

①労働者派遣契約では、あらかじめ業務内容、就業場所等が特定されており、派遣元が一方的にそれらを変更するような措置を講じることは困難です
②就業場所の就業場所の変更、作業の転換等の就業上の措置を実施するためには、労働者派遣契約の変更が必要となりますが、派遣先の同意が得られない場合には、就業上の措置の実施が困難となるため、派遣先の変更も含めた措置が必要となる場合があります

(5)出向者の取扱い

　出向者のうち移籍出向は出向先が実施義務を負います。
　在籍出向については、指揮命令や賃金支払いの実際に応じて、出向元と出向

先が協議して決める必要があります。

(6) 海外出張者の場合
　現地企業に雇用されている海外駐在者の場合には実施義務はありません。それ以外の出張者は定期健康診断と同じように受検の対象となります。

(7) 実施者および実施事務従事者以外がストレスチェック結果を閲覧することがないようなセキュリティ確保
　ストレスチェックを紙ベースで実施する場合には、社内の実施事務従事者は、労働者から返送されたストレスチェック結果を、人事権を持つ者を始めとして、本人以外の者の目に触れる機会を避ける配慮が必要です。配慮の一例としては、人事部から労務部を新たに独立させたり、ストレスチェック結果は実施者と実施事務従事者以外の者が入ることのない別の部屋で実施したりと物理的に離す工夫があります。どうしても同じフロアで作業をせざるを得ない場合には、実施者と実施事務従事者以外の者の目に触れないよう、離席の際には隠すといった細心の注意を払いつつ、人事権を持つ者が不在のときや休日に作業を行うと良いでしょう。同じようなプライバシー配慮が必要なセキュリティレベルが高い社内文書に、人事評価・人事考査・ボーナス査定結果等があります。それらを取り扱う際の工夫を参考に、配慮方法を検討してみてください。
　ネットを介してストレスチェックを実施する場合には、ストレスチェック結果を実施者と実施事務従事者しか知り得ない暗証番号によって保護する必要があります。暗証番号で保護した場合でも、周囲に実施者と実施事務従事者以外の者が勤務している場合には、ストレスチェック結果を話し合ってはいけません。別途、会議室で協議するような工夫が必要となります。
　実施者や実施事務従事者がネットインフラに明るくない場合には果たして情報保護ができているといえるのか、労働者は心配することでしょう。その際には外部委託をお勧めします。

(8) 倫理的配慮
　人事権を持つ者は、実施事務従事者に対して、権限を振りかざしてのストレスチェック結果の開示を迫るといったことをしてはいけません。また、労働者側から、事実ではなくても「自分が左遷されたのは、実施事務従事者が人事部

長とツーカーだからだ」といった疑いの目を向けられるような状況では正しい結果は得られません。ストレスチェックは今後、毎年実施する必要があります。出だしからつまずくことのないよう、細心の注意が必要です。

　特に職業性ストレス簡易調査票の領域A「仕事のストレス要因」にある仕事に対する負担感や、領域C「周囲のサポート」にある上司や同僚からの支援については要注意です。いくら個人情報ということで保護されているとはいえ"内部で作業している以上、結果が一人歩きしてしまうのではないか？"との疑念を抱かれてしまうと、次のような疑心暗鬼が生じ得ます。"職場内の人間関係が悪化するのではないか？"と。いくら不利益取扱いを禁止する規定があるとはいえ、一度抱いた疑念は容易には変化しないからです。したがってストレスチェックを受けたくないという労働者や、受けても正確な回答をしない方が出る可能性は否定できません。対応としては、次に述べる外部機関の活用が有効です。

(9)外部機関に情報管理を行わせる場合

　ストレスチェックの実施のみならず、後述する医師による面接指導は、事業場の状況を日頃から把握している産業医が行うことが望ましいことは言うまでもありません。しかしながらメンタル対応が可能な産業医は全国で1000人程度しかいないことが（株）産業医大ソリューションズの亀田高志医師によって推測されています。産業医資格を取得するには、メンタルヘルス対応も履修しなければならないのにも関わらずです。

　人事権のある者が衛生管理者を兼ねているような場合や、人事権ある者以外に担当し得る者がいないような中小企業の場合、そして前項のようなセキュリティを設けることが現実的ではない場合は、規則52条の10第2項よりストレスチェックや面接結果を扱うことは禁止されているため、外部機関に委託せざるを得ません。その場合、実施事務従事者を社会保険労務士に委託をするのであれば、給与計算を始めとしたプライバシー性の高い情報の取扱いについても長けていますから、安心して任せることが可能です。そうではない営利目的の企業や今回の法制度化に合わせて参入したような企業に委託した場合、それらの経営に非合法組織が介入してきたりした場合の危険性は計り知れません。実際に、国立国会図書館内ネットワークシステムの運用管理業務の委託先である東証一部企業の労働者が、同業務の遂行のため与えられた権限を悪用し内部情報

を不正に取得した事件がありました。食品、自動車部品、化学、自動車、鉄道、製薬、公共放送、外食、電機、杭打ち会社、教育出版、バス運行……業界を問わず偽装や隠蔽、非倫理的行為が確認されています。株式会社が運用しているといった営利原理が正面から見える企業のサービスではなく、倫理原理で活動する事業体によるサービスを選考されることをお勧めします。

　なお、指針にある外部機関の選択要件は以下だけであり、これでは十分ではありません。
・委託契約のなかで委託先の実施事務従事者を明示させること
・産業医が共同実施者にならない場合には、外部機関との窓口の役割は、産業医等の産業保健スタッフに担わせることが望ましい（※著者注：月に一度しか産業医が来ない場合を始め、常勤の産業保健スタッフがいない場合には、人事労務スタッフが担わざるを得ないでしょう。その場合には、外部機関に任せたからといって人事権者がストレスチェック結果を閲覧できない仕組みがなくて済むものではありません。⑵で記載したような配慮が必要です）
・労働者本人の同意に基づき、外部機関から事業者にストレスチェック結果を提供する際には、産業医等の産業保健スタッフを通じて事業者に伝えることが望ましい
・委託先の体制が適切か、事前に確認することが望ましい
・以上について、事前に（安全）衛生委員会にて調査審議すべき

　事業者において作成義務があるストレスチェック制度の実施に関する規定のなかにも、指針に記載はないものの外部機関名と委託内容を記載の上、本人に通知する必要があると理解できます。

　委託先の吟味方法例については厚生労働省から「外部機関にストレスチェック及び面接指導の実施を委託する場合のチェックリスト例」が公開されています（巻末資料４）。

⑽ストレスチェックの実施時期

　繁忙期での実施であれば、高ストレスにさらされる労働者のストレス状況を把握しやすくなります。しかし、繁忙期の実施は、さらなるストレス源になることと、受検者数増加が見込めないことから現実的ではありません。また繁忙期の最中には「躁的防衛」といいますが、"気が張っていると風邪をひかない"よろしく、ストレスに関する感度が鈍っている場合もあります。また長時間労

働者に対する医師による面接指導制度もあります。したがって繁忙期が終わったころ、メンタル不調症状は発生しやすいので、その頃を見計らって実施すると良いでしょう。

なお、会社の状況により繁忙期後に実施できない場合もありましょう。その場合でも、"平時"ですら高ストレスな方というのは、繁忙期にはさらなるストレスにさらされるわけです。優先的な支援が必要な方の抽出が可能と理解してみてはいかがでしょうか。

(11)ストレスチェックを外部に委託する場合の予算の目安

「公益社団法人全国労働衛生団体連合会」によるストレスチェック実施価格は図表8のとおりです（消費税別途）。

医師面接は手配料含め1万5000円からとなっています。

無料でストレスチェックを受検可能な業者が確認されています。しかしながら保険加入がセットになっていたり、従業員数が300人未満は受け付けなかったり、他の条件を満たす必要があったりします。何度も記載していますが、ストレスチェックの実施は毎年のことです。「安かろう、悪かろう」だと最悪、自殺リスクを見落としかねないことが危惧されます。労働者の生命が懸かっている話ですので慎重な対応が求められます。

ストレスチェックの実施前に決めておく事項のまとめとしては図表9が一例です。

図表8　公益社団法人全国労働衛生団体連合会への委託料金

ストレスチェック	600円／1人
職場分析結果報告書	2,400円／1職場

※医師面接、相談指導に関する料金につきましては、サービス提供機関と個別に打ち合わせる必要があります。

図表9　整理検討事項リストと記載例

検討事項		決定事項
①周知方法		労働者自身のストレスへの気付きおよびその対処の支援並びに職場環境の改善を通じて、メンタル不調を未然に防止します。
②実施体制	外部機関の活用	□しない　　□一部委託　　□全部委託
	実務担当者	総括安全衛生管理者：常務　大和田暁
	実施者	産業医：吉岡美紀医師
	実施事務従事者	人事部：下落合耕一
③実施方法	職業性ストレス簡易調査票の利用	□23項目版　　□57項目版　　□その他
	質問票の様式	□紙ベース　　□Webベース　　□併用
	実施時期	決算月翌月
④集計・分析方法		課単位。10名未満の部署がある場合は部単位。
⑤受検情報の取扱い		人事部と産業医が協力して受検を推奨
⑥結果保存		ストレスチェック実施規程に基づき保管管理
⑦利用目的及び利用方法		受検者の希望に応じたプライバシー配慮を実施。労働者のセルフケアと職場環境改善のみに使用。
⑧情報の開示、訂正および削除方法		対応窓口：実施事務従事者
⑨情報の取扱いに関する苦情の処理方法		コンプライアンス担当：法務部　今田一平
⑩ストレスチェックを受診しなくて良い義務		職場環境改善のためにも受検推奨の対象になります。
⑪不利益取扱いの禁止		ストレスチェックや面接指導を拒否する労働者に対し不利益を与えることは法的に禁じられています。
⑫予算		

●コラム：「ストレスチェック」実施促進のための助成金

　ストレスチェック実施に関して努力義務とされた50人未満の事業場を対象に、平成28年度「『ストレスチェック』実施促進のための助成金」が厚生労働省の産業保健活動総合支援事業の一環として用意されました。従業員数50人未満の事業場が、医師・保健師などによるストレスチェックを実施し、また、ストレスチェック後の医師による面接指導などを実施した場合に、事業主が費用の助成を受けることができる制度です。独立行政法人労働者健康安全機構が支給を担っています。

　同じ制度が初年度である平成27年度もありました。その内容の違いは以下になります。
①他の小規模事業場と団体を構成する必要がなくなりました。
②産業医の選任が要件とされました。
(1)助成金の概要
　派遣労働者を含めて従業員50人未満の事業場が、ストレスチェックを実施し、また、産業医からストレスチェック後の面接指導等の産業医活動の提供を受けた場合に、費用の助成を受けられる制度です。
(2)助成金を受けるための要件
　助成金を受給するためには、まずは労働者健康安全機構に「小規模事業場登録届」を提出する必要があります。届出前に次の5つの要件を全て満たしていることを必ず確認してください。
①労働保険の適用事業場であること
②常時使用する従業員が派遣労働者を含めて50人未満であること
③ストレスチェックの実施者および実施時期が決まっていること（登録後3カ月以内に支給申請まで終了できる実施時期となっていること）
④事業者が産業医を選任し、ストレスチェックに係る産業医活動の全部または一部を行わせること
⑤ストレスチェックの実施および面接指導等を行う者は、自社の使用者・労働者以外の者であること
　要件を満たしている場合は労働者健康安全機構から「小規模事業場登録

届受付通知書」が送付され、要件を満たしていない場合は「小規模事業場登録届返戻通知書」が送付されます。受付通知書は助成金を申請する際に必要になりますので保管をしておいてください。

　また、項目外の条件として、小規模事業場の登録にあたっては、産業医との契約締結が必要とされています。したがって、当初からストレスチェックのみ実施するということでは助成金の受給はできません。

　産業医と契約を締結した上で登録を行い、面接指導の対象者がいなかったなど、結果としてストレスチェックのみ実施した場合は助成金が支給されます。産業医との契約がなされているかの確認のため、小規模事業場登録の届出時に、日本医師会認定産業医証の写し、労働衛生コンサルタント（保健衛生）登録証の写し、産業医科大学の卒業証明書等が必要になります。

(3)助成対象と助成金額

　助成の対象となるのは以下の２つを実施した場合についてです。

①ストレスチェック

　年１回のストレスチェックを実施した場合に、実施人数分の費用が助成されます。

②ストレスチェックに係る産業医活動

　ストレスチェックに係る産業医活動について、実施回数分（上限３回）の費用が助成されます。産業医が地域産業保健センターの登録産業医で、かつ、地域産業保健センターの業務として面談指導を行う場合には費用が発生しないことから、小規模事業場の届出および領収書を添付する必要がある助成金を申請することはできません。

　②のストレスチェックに係る産業医活動としては、以下のような活動が挙げられます。

・ストレスチェックの実施について助言すること
・ストレスチェック実施後に面接指導を実施すること
・ストレスチェックの結果について、集団分析を行うこと
・面接指導の結果について、事業主に意見陳述をすること

　上記の①、②を双方とも実施した場合にのみ図表10の費用が助成されます。

助成金を受け取るまでの手続きは図表11のとおりです。
　昨年度の助成金は、支給申請をする前に、小規模事業場の集団を形成する必要がありましたが、今年度は小規模事業場の集団を形成する必要はなくなりました。「小規模事業場登録届」は一つの事業場でも提出することが可能です。
　ただし、小規模事業場登録届受付通知書が届く前に、ストレスチェックを実施してしまうと、登録が認められなかった場合に助成金を受給することができません。手続きはきちんと図表11にある流れのとおりに行う必要があります。

図表10　「ストレスチェック実施のための助成金」の助成対象と助成額

助成対象	助成額（上限額）
①ストレスチェックの実施	1従業員につき500円
②ストレスチェックに係る産業医活動	1事業場あたり産業医1回の活動につき21,500円（上限3回）

※500円と21,500円はそれぞれの上限額のため、実費額が上限額を下回る場合は実費額を支給

図表11　「ストレスチェック実施のための助成金」手続きの流れ

①小規模事業場登録の届出
必要な書類を揃えて、労働者健康安全機構へ届け出る。
②登録届受付通知書の受取
「小規模事業場団体登録届」を届出後、要件を満たしている場合は「小規模事業場団体登録届受付通知書」が送付されるので、大切に保管する。要件を満たしていないない場合は、「小規模事業場団体登録届返戻通知書」が送付される。
③ストレスチェックの実施について審議
ストレスチェックの実施について、産業医からの助言、労使での審議、従業員への説明・情報提供などを行う。
④ストレスチェックの実施
医師または保健師によるストレスチェックを実施し、従業員へ結果を通知する。

⑤ストレスチェックに係る面接指導などの実施
ストレスチェック実施後、従業員からの申出に対して面接指導などを行う。

⑥ストレスチェック助成金支給申請
必要な書類を揃えて、ストレスチェック実施とストレスチェックに係る産業医活動の費用について、助成金の支給申請を行う。

⑦助成金支給決定通知の受取、助成金受領
労働者健康安全機構から支給決定通知が届き、助成金が支払われる。

(4)届出・申請の期限

　届出・申請の有効期限は平成28年度の場合「小規模事業場登録届」は平成28年4月1日から平成28年11月30日（消印有効）まで、「ストレスチェック助成金支給申請」は平成28年4月15日から平成29年1月31日（消印有効）までです。ただし、助成金の支給状況によっては、期間中でも受付を終了することがありますので注意が必要です。

(5)申請時の提出書類と添付書類

　ストレスチェック実施のための助成金の提出書類と添付書類は以下のとおりです。

○小規模事業場登録時に必要なもの
・小規模事業場登録届
・産業医との契約書（写）
・産業医の要件を備えた医師であることを証明する書類（写）
・事業場の労働保険概算・確定申告書等（写）
・ストレスチェック実施契約書（写）またはストレスチェック実施に係る証明書
・ストレスチェック実施者の要件を備えていることを証明する書類（写）
・事業場宛ての返信用封筒
・労働保険料一括納付に係る証明書

○支給申請時に必要なもの
・ストレスチェック助成金支給申請書
・ストレスチェック実施報告書

- ストレスチェックに係る産業医活動報告書
- ストレスチェック実施者へ支払った費用の領収書（写）
- 選任産業医へ支払った費用の領収書（写）
- 振込先の通帳（写）等（振込先の名義、口座番号が確認できるもの）

(6) その他

　助成金の支給を受けた事業者は、ストレスチェックの実施者および選任産業医への支払いについて記録し、領収書その他支出の事実を明らかにする証拠書類を整備しておく必要があります。また、それらの書類は、助成金を受給した翌年から起算して、5年間の保存義務が課せられています。

　偽りその他不正の行為により、本来受けることのできない助成金の支給を受けた場合は、助成額を返還するよう定められています。

7　ストレスチェック結果の評価方法

　「職業性ストレス簡易調査票」を用いた場合の、労働者個人のストレス状況の把握や、評価方法は大きく分けて2つあります。結果の点数を単純に足し合わせる方法と、素点換算表を用いた評価を行う方法の2つです。自社内で実施する場合のストレスプロフィールの判定ツールは、厚生労働省が構築した「厚生労働省版ストレスチェック実施プログラム」ダウンロードサイト（http://stresscheck.mhlw.go.jp/）により無償利用できるようになっています。外部機関を利用する場合には、どちらの方法で評価を行うのかを、外部機関の実施事務従事者に相談してください。

　労働者のストレス程度を点数化して、以下に沿った評価を行うことで「高ストレス者」を抽出し医師による面接指導制度へ繋げていくという流れになります。

(1)「職業性ストレス簡易調査票」（57項目版）を元にした単純加算法の場合

　ストレスチェック実施後、医師による面接指導が必要な労働者を「実施者」は抽出する必要があります。医師による面接指導の対象となる労働者を「高ストレス者」といいます。この「高ストレス者」を「職業性ストレス簡易調査票」の結果から抽出する基準はストレスチェック実施プログラムでは簡単にセット

できるようになっています。マニュアルによると「職業性ストレス簡易調査票」（57項目版）の場合、標準集団を対象とした検討結果からは、「心身のストレス反応」だけの合計点数が77点以上である方に加え、「仕事のストレス要因」および「周囲のサポート」の合計点数が76点以上かつ「心身のストレス反応」の合計点数が63点以上である方を合計すると、その集団における悪い方からの10%を抽出できるとしています。これで良いとされた背景を説明するなら、以下になります。

　上記の基準により抽出できる労働者のグループは2つです。まず、「心身のストレス反応」の評価点数がとても高いグループが挙げられます。このグループはすでに自覚症状が顕著に認められるグループです。こちらは心身の自覚症がすでにあることから、対応が必要な労働者が含まれている可能性が高いグループです。

　次に、「心身のストレス反応」の評価点数が高くかつ「周囲のサポート」の評価点数との合計が高いグループが挙げられます。顕著な症状は出ていないものの、仕事量が多いことに不満を感じていたり、周囲のサポートが得られていないと感じていたりする場合にはメンタル不調になりやすいことが想定できます。

　今回のストレスチェック制度導入の主眼に、働きやすい職場環境づくりを含めた1次予防の推進があります。自覚症状が出る前の段階から、かつ、出てもおかしくない要因があると想像できるからです。これらは厚生労働省の検討会でも議論され、その結果から「高ストレス者」の区分中に加えるようになりました。

　「マニュアル」では「高ストレス者」の選定基準を10%としています。10%を抽出する選定方法は以下のとおりです。仔細を知りたい方は確認してみてください。

　図表12の「標準版反応29項目と要因26項目のクロス集計表」をご覧ください。
　次に「心身のストレス反応29項目」というタテの行の下から6行目である77点の行をご覧ください。その行の右端の値は7.9とありますが、これは「心身のストレス反応29項目」で77点以上を示した方の割合が7.9%であることを示しています。

　その次に「要因17項目支援9項目」というヨコの列の右から6列目、76点の列をご覧ください。

　うち、「心身のストレス反応29項目」63点の行との交点を探してみてくださ

第3章 ストレスチェック制度による1次予防

図表12　標準版　反応29項目と要因26項目のクロス集計表

++		要因17項目支援9項目															累計
		65	66	67	68	69	70	71	72	73	74	75	76	77	78	79	80	
心身のストレス反応29項目	53	26.4%	23.9%	21.4%	19.0%	16.7%	14.6%	12.6%	10.8%	9.2%	7.8%	6.6%	5.5%	4.6%	3.8%	3.2%	2.6%	52.3%
	54	25.6%	23.3%	20.9%	18.6%	16.4%	14.3%	12.4%	10.7%	9.1%	7.7%	6.5%	5.5%	4.6%	3.8%	3.1%	2.6%	49.6%
	55	24.8%	22.6%	20.3%	18.1%	16.0%	14.0%	12.2%	10.5%	8.9%	7.6%	6.4%	5.4%	4.5%	3.8%	3.1%	2.6%	46.7%
	56	23.9%	21.8%	19.6%	17.6%	15.6%	13.7%	11.9%	10.3%	8.8%	7.5%	6.3%	5.3%	4.5%	3.7%	3.1%	2.6%	43.9%
	57	23.0%	21.0%	19.0%	17.0%	15.1%	13.3%	11.6%	10.1%	8.6%	7.4%	6.2%	5.3%	4.4%	3.7%	3.1%	2.5%	41.3%
	58	22.0%	20.2%	18.3%	16.5%	14.7%	12.9%	11.3%	9.8%	8.4%	7.2%	6.1%	5.2%	4.4%	3.7%	3.0%	2.5%	38.6%
	59	21.1%	19.4%	17.6%	15.9%	14.2%	12.5%	11.0%	9.6%	8.2%	7.1%	6.0%	5.1%	4.3%	3.6%	3.0%	2.5%	36.1%
	60	20.1%	18.5%	16.9%	15.2%	13.7%	12.1%	10.6%	9.3%	8.0%	6.9%	5.9%	5.0%	4.2%	3.5%	3.0%	2.5%	33.6%
	61	19.1%	17.7%	16.2%	14.6%	13.2%	11.7%	10.3%	9.0%	7.8%	6.7%	5.8%	4.9%	4.2%	3.5%	2.9%	2.4%	31.4%
	62	18.1%	16.7%	15.3%	14.0%	12.6%	11.2%	9.9%	8.7%	7.6%	6.6%	5.6%	4.8%	4.1%	3.4%	2.9%	2.4%	28.9%
	63	17.1%	15.9%	14.6%	13.3%	12.0%	10.7%	9.5%	8.4%	7.4%	6.4%	5.5%	4.7%	4.0%	3.4%	2.8%	2.4%	26.7%
	64	16.2%	15.1%	13.9%	12.7%	11.5%	10.3%	9.2%	8.1%	7.1%	6.2%	5.3%	4.6%	3.9%	3.3%	2.8%	2.3%	24.8%
	65	15.2%	14.2%	13.1%	12.1%	11.0%	9.8%	8.8%	7.8%	6.9%	6.0%	5.2%	4.5%	3.8%	3.2%	2.7%	2.3%	22.9%
	66	14.3%	13.4%	12.4%	11.5%	10.4%	9.4%	8.4%	7.5%	6.6%	5.8%	5.0%	4.3%	3.7%	3.1%	2.7%	2.2%	21.1%
	67	13.4%	12.6%	11.7%	10.8%	9.9%	8.9%	8.0%	7.2%	6.4%	5.6%	4.9%	4.2%	3.6%	3.1%	2.6%	2.2%	19.5%
	68	12.5%	11.8%	11.0%	10.2%	9.4%	8.5%	7.6%	6.9%	6.1%	5.4%	4.7%	4.1%	3.5%	3.0%	2.5%	2.1%	17.9%
	69	11.7%	11.1%	10.4%	9.6%	8.8%	8.0%	7.3%	6.5%	5.8%	5.1%	4.5%	3.9%	3.4%	2.9%	2.5%	2.1%	16.5%
	70	10.9%	10.4%	9.7%	9.1%	8.3%	7.6%	6.9%	6.2%	5.5%	4.9%	4.3%	3.8%	3.3%	2.8%	2.4%	2.0%	15.1%
	71	10.2%	9.7%	9.1%	8.5%	7.8%	7.2%	6.5%	5.9%	5.3%	4.7%	4.2%	3.7%	3.2%	2.7%	2.3%	2.0%	13.8%
	72	9.4%	9.0%	8.5%	7.9%	7.3%	6.7%	6.1%	5.6%	5.0%	4.5%	4.0%	3.5%	3.0%	2.6%	2.2%	1.9%	12.6%
	73	8.7%	8.3%	7.9%	7.4%	6.9%	6.3%	5.8%	5.3%	4.7%	4.3%	3.8%	3.4%	2.9%	2.5%	2.2%	1.9%	11.5%
	74	8.1%	7.7%	7.3%	6.9%	6.4%	5.9%	5.4%	5.0%	4.5%	4.0%	3.6%	3.2%	2.8%	2.4%	2.1%	1.8%	10.5%
	75	7.4%	7.1%	6.8%	6.4%	6.0%	5.5%	5.1%	4.7%	4.2%	3.8%	3.4%	3.0%	2.7%	2.3%	2.0%	1.7%	9.6%
	76	6.8%	6.6%	6.3%	5.9%	5.5%	5.2%	4.7%	4.4%	4.0%	3.6%	3.2%	2.9%	2.5%	2.2%	1.9%	1.7%	8.7%
	77	6.3%	6.0%	5.8%	5.5%	5.1%	4.8%	4.4%	4.1%	3.7%	3.4%	3.1%	2.7%	2.4%	2.1%	1.8%	1.6%	7.9%
	78	5.8%	5.6%	5.3%	5.1%	4.8%	4.5%	4.1%	3.8%	3.5%	3.2%	2.9%	2.6%	2.3%	2.0%	1.8%	1.5%	7.1%
	79	5.2%	5.1%	4.9%	4.6%	4.4%	4.1%	3.8%	3.5%	3.3%	3.0%	2.7%	2.4%	2.2%	1.9%	1.7%	1.5%	6.5%
	80	4.8%	4.6%	4.5%	4.3%	4.0%	3.8%	3.5%	3.3%	3.0%	2.8%	2.5%	2.3%	2.0%	1.8%	1.6%	1.4%	5.9%
	81	4.4%	4.2%	4.1%	3.9%	3.7%	3.5%	3.3%	3.0%	2.8%	2.6%	2.4%	2.1%	1.9%	1.7%	1.5%	1.3%	5.3%
累計		33.1%	29.3%	25.6%	22.3%	19.2%	16.5%	14.0%	11.9%	10.0%	8.4%	7.0%	5.8%	4.9%	4.0%	3.3%	2.7%	

※各数値は、それぞれタテ列、ヨコ列の点数以上に該当する労働者の割合を示す。

い。4.7%です（①）。

　次に「心身のストレス反応29項目」77点の行との交点を探してみてください。2.7%です（②）。

　①－②より4.7－2.7＝2.0%が求められます。

　「心身のストレス反応29項目」で77点以上を示した方の割合が7.9%でした。

　対して「要因17項目支援9項目」が76点以上であり、かつ、「心身のストレス反応29項目」が63点～77点である方の割合は2.0%であることがわかりました。

　図表13の概念図をご覧ください。⑦の部分が7.9%、④の部分が2.0%ということになりました。

　ここでの"7.9：2.0"はほぼ8：2ということになります。これがマニュアル

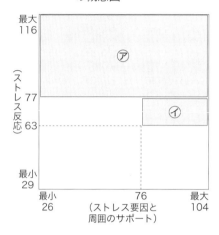

図表13　57項目版を使った場合の概念図

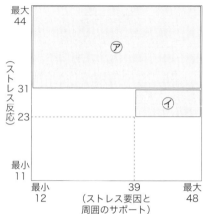

図表14　23項目版を使った場合の概念図

の「㋐と㋑の比率を8：2とし、高ストレス者の割合を全体の10％程度とした場合の例」に相当します。

ここで「8：2」の比が評価基準例として示された根拠を紹介します。

厚生労働省の検討会では、当初、評価基準例として示す候補として、「9：1」、「8：2」、「7：3」が挙がっていたそうです。検討会の参加者の話によると、いずれの比が適切かを決める際に、3候補の真ん中だからとの理由で「8：2」になったとのことです。

⑵ **「職業性ストレス簡易調査票」（57項目版）で「素点換算表」を使った場合**

単純加算法と異なり、質問項目間に質的な重み付けを行う判断方法です。以下の順で重み付けがなされた項目の点数を加算していきます。

①まず、「心身のストレス反応」（29項目）の6尺度（活気、イライラ感、不安感、抑うつ感、疲労感、身体愁訴）について、素点換算表（図表15）により5段階評価（ストレスの高い方が1点、低い方が5点）に換算し、6尺度の合計点が12点以下（平均点が2.00点以下）である方を選びます。

②次に「仕事のストレス要因」（17項目）の9尺度（仕事の量、仕事の質、身体的負担度等）および「周囲のサポート」（9項目）の3尺度（上司からのサポート、同僚からのサポート等）の計12尺度について、素点換算表により

図表15　素点換算票（職業性ストレス簡易調査票57項目を用いる場合）

尺度	計算 (No.は質問項目番号)	得点	男性 低い/少ない	男性 やや低い/少	男性 普通	男性 やや高い/多い	男性 高い/多い	女性 低い/少ない	女性 やや低い/少	女性 普通	女性 やや高い/多い	女性 高い/多い
			上段：質問項目合計得点 下段：分布(n=15,933)					上段：質問項目合計得点 下段：分布(n=8,447)				
【ストレスの原因と考えられる因子】												
心理的な仕事の負担（量）	15-(No.1+No.2+No.3)		3-5 7.2%	6-7 18.9%	8-9 40.8%	10-11 22.7%	12 10.4%	3-4 6.6%	5-6 20.4%	7-9 51.7%	10-11 15.6%	12 5.8%
心理的な仕事の負担（質）	15-(No.4+No.5+No.6)		3-5 4.5%	6-7 20.6%	8-9 43.4%	10-11 25.7%	12 5.7%	3-4 4.9%	5-6 17.5%	7-8 38.2%	9-10 29.1%	11-12 10.3%
自覚的な身体的負担度	5-No.7		1 33.8%	2 39.3%	3 18.7%	4 8.2%		1 37.0%	2 33.7%	3 19.7%	4 9.6%	
職場の対人関係でのストレス	10-(No.12+No.13)+No.14		3 5.7%	4-5 24.8%	6-7 47.5%	8-9 17.6%	10-12 4.5%	3 7.3%	4-5 26.8%	6-7 41.0%	8-9 18.4%	10-12 6.4%
職場環境によるストレス	5-No.15		1 25.1%	2 38.0%	3 23.1%	4 13.8%		1 17.7%	2 31.7%	3 28.8%	4 21.7%	
仕事のコントロール度	15-(No.8+No.9+No.10)		3-4 5.4%	5-6 16.6%	7-8 37.1%	9-10 32.4%	11-12 8.5%	3 5.5%	4-5 16.0%	6-8 48.8%	9-10 23.3%	11-12 6.3%
技能の活用度	No.11		1 4.5%	2 18.2%	3 49.4%	4 27.9%		1 9.1%	2 26.7%	3 45.6%	4 18.6%	
仕事の適性度	5-No.16		1 6.4%	2 23.3%	3 54.9%		4 15.4%	1 9.3%	2 25.9%	3 49.7%		4 15.1%
働きがい	5-No.17		1 7.3%	2 24.2%	3 51.4%		4 17.0%	1 13.1%	2 29.3%	3 44.5%		4 13.1%
【ストレスによっておこる心身の反応】												
活気	No.1+No.2+No.3		3 10.9%	4-5 14.3%	6-7 41.6%	8-9 24.5%	10-12 8.7%	3 13.4%	4-5 19.2%	6-7 37.3%	8-9 21.3%	10-12 8.8%
イライラ感	No.4+No.5+No.6		3 10.3%	4-5 20.9%	6-7 38.2%	8-9 22.7%	10-12 7.8%	3 7.6%	4-5 18.2%	6-8 45.1%	9-10 20.3%	11-12 8.8%
疲労感	No.7+No.8+No.9		3 9.7%	4 12.2%	5-7 47.4%	8-10 23.3%	11-12 7.4%	3 6.2%	4-5 23.2%	6-8 40.1%	9-11 23.1%	12 7.4%
不安感	No.10+No.11+No.12		3 8.3%	4-5 14.9%	6-7 51.9%	8-9 17.8%	10-12 7.1%	3 12.3%	4 15.6%	5-7 44.7%	8-9 21.6%	11-12 5.8%
抑うつ感	No.13〜No.18 の合計		6 15.1%	7-8 21.6%	9-12 40.6%	13-16 16.2%	17-24 6.5%	6 12.4%	7-8 18.9%	9-12 39.3%	13-17 22.3%	18-24 7.2%
身体愁訴	No.19〜No.29 の合計		11 5.3%	12-15 31.0%	16-21 40.5%	22-26 15.9%	27-44 7.4%	11-13 8.3%	14-17 23.6%	18-23 38.6%	24-29 21.7%	30-44 7.8%
【ストレス反応に影響を与える他の因子】												
上司からのサポート	15-(No.1+No.4+No.7)		3-4 6.9%	5-6 27.0%	7-8 32.8%	9-10 24.7%	11-12 8.7%	3 7.5%	4-5 22.0%	6-7 38.9%	8-10 26.7%	11-12 4.9%
同僚からのサポート	15-(No.2+No.5+No.8)		3-5 6.1%	6-7 32.4%	8-9 39.9%	10-11 16.3%	12 5.3%	3-5 8.1%	6-7 31.3%	8-9 35.3%	10-11 17.9%	12 7.4%
家族・友人からのサポート	15-(No.3+No.6+No.9)		3-6 6.9%	7-8 13.9%	9 20.3%	10-11 28.4%	12 30.6%	3-6 4.4%	7-8 10.6%	9 16.0%	10-11 28.6%	12 40.4%
仕事や生活の満足度	10-(No.1+No.2)		2-3 5.0%	4 12.3%	5-6 57.2%	7 17.4%	8 8.1%	2-3 6.4%	4 15.4%	5-6 57.8%	7 15.4%	8 5.0%

　5段階評価（ストレスの高い方が1点、低い方が5点）に換算し、12尺度の合計点が26点以下（平均点が2.17点以下）であって、かつ、「心身のストレス反応」の6尺度の合計点が17点以下（平均点が2.83点以下）である方を選びます。
③以上の①か②のいずれかに該当する方を高ストレス者と評価する方法です。

(3)「職業性ストレス簡易調査票」(23項目版) を元にした単純加算法の場合

　「心身のストレス反応」だけの合計点数が31点以上である方に加え、「仕事のストレス要因」および「周囲のサポート」の合計点数が39点以上かつ「心身のストレス反応」の合計点数が23点以上とすると、標準集団を対象とした検討結果から「高ストレス者」の選定基準を10％に相当する結果が抽出できます。抽出方法は以下のとおりです。

　図表16の「簡略版反応11項目と要因12項目のクロス集計表」をご覧ください。
　「ストレス反応」というタテの行の下から9行目である31点の行をご覧ください。その行の右端の値は8.8です。これは「ストレス反応」で31点以上を示した方の割合が8.8％であることを示しています。

　次に「要因支援」というヨコの列の右から4列目に位置している39点の列をご覧ください。
　「ストレス反応」23点の行との交点を探してみてください。4.1％です (①)。
　「ストレス反応」31点の行との交点を探してみてください。2.2％です (②)。
　①−②より4.1−2.2＝2.1％が求められます。
　「ストレス反応」で31点以上を示した方の割合が8.8％でした。

図表16　簡略版　反応11項目と要因12項目のクロス集計表

	++	要因支援											累計
		31	32	33	34	35	36	37	38	39	40	41	
ストレス反応	18	36.9	31.7	26.5	21.3	16.7	12.7	9.4	6.8	4.8	3.3	2.2	64.2
	19	34.6	29.9	25.1	20.4	16.0	12.3	9.1	6.7	4.7	3.2	2.2	58.2
	20	32.1	27.9	23.6	19.3	15.3	11.8	8.8	6.4	4.6	3.2	2.1	52.2
	21	29.2	25.6	21.8	18.0	14.4	11.2	8.4	6.2	4.5	3.1	2.1	46.0
	22	26.3	23.2	19.9	16.5	13.4	10.5	7.9	5.9	4.3	3.0	2.0	40.1
	23	23.3	20.7	17.9	15.1	12.3	9.7	7.5	5.6	4.1	2.9	1.9	34.5
	24	20.7	18.5	16.2	13.7	11.3	9.0	7.0	5.3	3.9	2.7	1.9	29.8
	25	18.2	16.4	14.5	12.3	10.3	8.3	6.5	5.0	3.7	2.6	1.8	25.6
	26	15.9	14.4	12.8	11.0	9.3	7.6	6.0	4.7	3.5	2.5	1.7	21.7
	27	13.7	12.5	11.2	9.7	8.3	6.8	5.5	4.3	3.2	2.3	1.6	18.2
	28	11.8	10.9	9.8	8.6	7.3	6.1	4.9	3.9	3.0	2.2	1.5	15.4
	29	10.1	9.3	8.5	7.5	6.5	5.5	4.5	3.6	2.7	2.0	1.4	12.9
	30	8.5	7.9	7.3	6.4	5.6	4.8	4.0	3.2	2.5	1.8	1.3	10.6
	31	7.1	6.7	6.2	5.5	4.9	4.2	3.5	2.8	2.2	1.7	1.2	8.8
	32	5.9	5.5	5.2	4.7	4.1	3.6	3.0	2.5	2.0	1.5	1.1	7.1
	33	4.8	4.6	4.3	3.9	3.5	3.1	2.6	2.2	1.7	1.3	1.0	5.8
	34	3.9	3.7	3.5	3.2	2.9	2.6	2.2	1.9	1.5	1.2	0.9	4.6
	35	3.2	3.1	2.9	2.7	2.4	2.2	1.9	1.6	1.3	1.0	0.8	3.7
	36	2.6	2.5	2.3	2.2	2.0	1.8	1.6	1.4	1.1	0.9	0.7	3.0
	37	2.0	1.9	1.9	1.7	1.6	1.5	1.3	1.1	0.9	0.8	0.6	2.3
	38	1.6	1.5	1.5	1.4	1.3	1.2	1.1	0.9	0.8	0.7	0.5	1.8
累計		46.3	38.7	31.5	24.7	18.9	14.1	10.3	7.4	5.1	3.5	2.3	

※各数値は、それぞれタテ列、ヨコ列の点数以上に該当する労働者の割合を示す。

対して「要因支援」が39点以上であり、かつ、「ストレス反応」が23点～31点である方の割合は2.1%であることがわかりました。

ここで図表14の概念図をご覧ください。

㋐の部分が8.8%、㋑の部分が2.1%ということになりました。

ここでの"8.8：2.1"はほぼ8：2ということになります。これがマニュアルにある「㋐と㋑の比率を8：2とし、高ストレス者の割合を全体の10%程度とした場合の例」に相当します。

(4)「職業性ストレス簡易調査票」（23項目版）で「素点換算表」を使った場合

前述のとおり、素点換算表を使った評価方法は単純加算法と異なり、質問項目間に質的な重み付けを加味した判断方法です。「職業性ストレス簡易調査票」（23項目版）を使う場合には、以下の順で重み付けがなされた項目の点数を加算していきます。

① 「心身のストレス反応」（11項目）の5尺度（不安感、抑うつ感、疲労感、食欲不振、不眠）について、素点換算表（図表17）により5段階評価（ストレスの高い方が1点、低い方が5点）に換算し、5尺度の合計点が11点以下

図表17 素点換算票（職業性ストレス簡易調査票23項目を用いる場合）

尺度	計算 (No.は質問項目番号)	得点	男性					女性				
			低い／少い	やや低い／少	普通	やや高い／多い	高い／多い	低い／少い	やや低い／少	普通	やや高い／多い	高い／多い
			上段：質問項目合計得点 下段は分布 (n=15,933)					上段：質問項目合計得点 下段は分布 (n=8,447)				
【ストレスの原因と考えられる因子】												
心理的な仕事の負担（量）	15-(No.1+No.2+No.3)		3-5	6-7	8-9	10-11	12	3-4	5-6	7-9	10-11	12
			7.2%	18.9%	40.8%	22.7%	10.4%	6.6%	20.4%	51.7%	15.6%	5.8%
仕事のコントロール度	15-(No.8+No.9+No.10)		3-4	5-6	7-8	9-10	11-12	3	4-5	6-8	9-10	11-12
			5.4%	16.6%	37.1%	32.4%	8.5%	5.5%	16.0%	48.8%	23.3%	6.3%
【ストレスによっておこる心身の反応】												
疲労感	No.7+No.8+No.9		3	4	5-7	8-10	11-12	3	4-5	6-8	9-11	12
			9.7%	12.2%	47.4%	23.3%	7.4%	6.2%	23.2%	40.1%	23.1%	7.4%
不安感	No.10+No.11+No.12		3	4	5-7	8-9	10-12	3	4	5-7	8-10	11-12
			8.3%	14.9%	51.9%	17.8%	7.1%	12.3%	15.6%	44.7%	21.6%	5.8%
抑うつ感	No.13+No.14+No.16		3	4	5-6	7-9	10-12	3	4	5-6	7-10	11-12
			19.2%	15.7%	37.2%	22.2%	5.7%	15.7%	13.9%	34.9%	30.0%	5.5%
食欲不振	No.27		1		2	3	4	1		2	3	4
			71.6%		22.9%	4.3%	1.2%	66.2%		25.8%	5.9%	2.1%
不眠	No.29		1		2	3	4	1		2	3	4
			55.6%		31.3%	9.8%	3.3%	52.2%		30.6%	12.2%	5.0%
【ストレス反応に影響を与える他の因子】												
上司からのサポート	15-(No.1+No.4+No.7)		3-4	5-6	7-8	9-10	11-12	3	4-5	6-7	8-10	11-12
			6.9%	27.0%	32.8%	24.7%	8.7%	7.5%	22.0%	38.9%	26.7%	4.9%
同僚からのサポート	15-(No.2+No.5+No.8)		3-5	6-7	8-9	10-11	12	3-5	6-7	8-9	10-11	12
			6.1%	32.4%	39.9%	16.3%	5.3%	8.1%	31.3%	35.3%	17.9%	7.4%

（平均点が2.20点以下）である方を選びます。
② 「仕事のストレス要因」（6項目）の2尺度（仕事の量、コントロール度）および「周囲のサポート」（6項目）の2尺度（上司からのサポート、同僚からのサポート）の計4尺度について、素点換算表により5段階評価（ストレスの高い方が1点、低い方が5点）に換算し、4尺度の合計点が8点以下（平均点が2.00点以下）であって、かつ、「心身のストレス反応」の5尺度の合計点が16点以下（平均点が3.20点以下）である方を選びます。
③ ①または②のいずれかに該当する方を「高ストレス者」とします。

(5) 「高ストレス者」の算定基準でよくみる「10%」という数値について

ストレスチェックを受けた方のうち、「高ストレス者」として医師による面接指導が必要な労働者をどれだけの割合、抽出したら良いのかを、10%という値で例示してきました。しかしながらその割合は、衛生委員会等で調査審議の上で会社独自に決めて構わないとされています（「ストレスチェック制度関係Q&A」Q4-1より）。すなわちこの10%という数字は、高ストレス者として抽出する目安として示された割合ではありません。例えば「職業性ストレス簡易調査票」を開発された下光輝一東京医科大学名誉教授からは以下のように痛烈な批判がされています。

「ストレスに対する国の考え方や個人に対するアプローチ法（高ストレス者の選定）などについては、研究者（調査票開発者）として違和感を覚えるし、またエビデンスにも乏しいと言わざるを得ない。今後、介入研究などによって検証と改善（マニュアル改訂など）を行っていく必要がある」（「日本産業衛生学会関東地方会ニュース」第33号）

この件についてこちらで解説を加えます。

そもそもこの数値が挙げられる過程において統計学上、間違いをおかしています。「職業性ストレス簡易調査票」による結果は身長や血圧、血糖値のように数値で表されます。一人ひとりの数値で示された結果を集めることで分布が構成されます。血圧が低い値から高い値まで分布するようなものです。高血圧な方もいれば低血圧な方もいるように、「高ストレス」な方もいれば「低ストレス」な方もいます。

これまで医学では95%信頼区間という概念を応用してきています。これは、偶然という要素は20分の1も生じ得ないという仮定をしています。そして、結

果や状況の分布をみて、全体の95％が含まれる範囲を「正常範囲」とみなしてきていました。95％信頼区間から外れる5％という割合がその区間の両側に分布しています。すなわち正常範囲外の5％（片側だけでは2.5％）も偶然は生じることはないという仮定を踏まえた上で医療や保健の支援という介入対象者を選考してきています。血圧の例で言いますと、血圧が高い方から2.5％の区間に分布されている人を「高血圧者」、低い方から2.5％の区間に分布されている人を「低血圧者」として、支援の対象者を選考しています。

　今回もこの概念に倣ってはいると理解できるものの、専門的に言うならば両側検定をすべきなのに片側検定で判断してしまっています。5％有意水準で棄却される方々は高ストレス者側と低ストレス者側それぞれ2.5％です。それなのに高ストレス者の割合だけで10％もあるとしてしまいました。これは、偶然が起こることは高ストレス者と区分される方にしか生じないという誤解と、加えて安全係数を2にしたことが判明しています。

　このような場合に「安全係数」を使うことは普通ではありません。安全係数とは、あるシステムが破壊または正常に作動しなくなる最小の負荷と、予測されるシステムへの最大の負荷との比（前者/後者）のことだからです。構造的な強度のほか、トルク、電圧、曝露量、薬品摂取などさまざまな負荷に対し使われはします。ストレスチェックは、ストレスが高いのか低いのかを確認するためにあり、ストレスへの抵抗力や耐性を確認する尺度ではないからです。

　また、ストレスチェックを受けた方のうち、1割もの労働者を高ストレス者と捉え、医師による面接指導を実施することは現実的でしょうか。100人受検したら1割の10人が最初から高ストレス者だと区分されます。この疑問に対しては、実際にどれだけの方が本当にメンタル不調なのかを把握することが回答にたどり着けます。ある疾患を想定して診断検査を行う前に、どれくらい、その疾患の可能性があるのかということを「検査前確率」といいます。この「検査前確率」のおおよそを把握しておくことは大切です。参考となる数値を紹介します。長時間労働者に対する医師による面接指導を義務実施している企業グループを対象とした林によるデータでは、長時間労働を強いられているハイリスクな労働者においてでも、精神科医療が必要になった割合は1万人に1人でしかありませんでした。このデータにおける問診票は「疲労蓄積度チェックリスト」と質問項目は自覚症状が13個、勤務状況6個と合計19個と少ないものでした。とはいえ「職業性ストレス簡易調査票」のように項目を23とか57に増

やせば正確さが増加するというものでもありません。1万分の1のように「検査前確率」が低い状況で得られた陽性結果には疑陽性、すなわち、本当の病気でもないのに病人扱いさせられてしまう可能性が高まることが知られているからです。したがって、きちんとメンタル不調を判別可能な専門職に面談させる必要が生じます。

また、この調査票自体には、以下の限界があることが、マニュアルにおいても注意記載されています。
①職業性のストレス調査票であり、仕事外のストレス要因等、たとえば家庭生活におけるストレス要因などについては測定していません。
②回答者のパーソナリティについて考慮されていません。評価にあたっては、自記式の調査票にみられる個人の回答の傾向について、考慮する必要がある場合があります。
③調査時点の直前1カ月におけるストレス状況しか把握できません。
④結果が、必ずしもいつも正確な情報をもたらすとは限りません。

以上のように、「職業性ストレス簡易調査票」を作成した下光輝一名誉教授からも疑問が呈されているこの高ストレス者10%存在基準の良い点をあえて挙げてみます。

ストレスチェックの実施は、最低年に1回以上とあることから、多くの企業では年に一度の検査になりましょう。主観に基づいた回答ですので回答結果に変動が伴うことが想定されます。例えば同じ労働者が回答する場合でも、実施する日の朝礼で表彰された場合と、営業会議でノルマ未達成を上司に指摘された場合とでは結果に差異が生じ得ます。わずか一度の検査結果がその1年全体のストレス状況を反映しているとみるのは無理と考えるべきでしょう。

そこで10%もの多くの方を「高ストレス者」として区分し、長時間労働者の医師による面接指導制度のときと同じく医師による救済を与えようという背景があったのかもしれません。実際、長時間労働者に対する医師による面接指導制度を通じた労働時間に対する改善が有用だったとの疫学的評価をみることができます。したがって、余裕のある企業は、従業員の10人に1人に医師による面接指導をさせても悪くはないでしょう。でも、大半の企業はそこまでゆとりはありません。そもそも面接医が足りません。ではどうしたら良いでしょうか。

対策は以下になります。
①統計の原則に従う

ストレスチェックを受けたうちの10%ではなく、医療で使われている95%信頼区間という考えを踏まえる方法です。結果を示した人のうち95%は正常範囲をみなし、点数の低い側から2.5%、高い側から2.5%は正常範囲に入らないとみなします。高ストレス者については片側検定での2.5%、つまりはストレスチェック検査結果が高ストレス上限から2.5%側までに位置する労働者を「高ストレス者」と区分します。割合としてはストレスチェック受検者40人につきストレスが高い側から1人を医師による面接指導の対象となるようにするイメージになります。たまたまストレスチェック検査の結果が、ある一定値より高くでてしまったという、偶然という要素は40人につき1人未満しか起こらないというのが、この統計学の考えに基づいた、これまで医療で長く続けられてきた判断になります。

②実施者が面談の上「高ストレス者」を抽出する

「実施者」が面談して「高ストレス者」を抽出する方法が「ストレスチェック指針」にて紹介されています。「ストレスチェック指針」では、ストレスチェックの結果だけでは面接指導の対象者選定が難しいときのために、「実施者」が面談等を行い「高ストレス者」を抽出する方法を挙げています。「実施者」が医師の場合は費用負担に違いは出ません。企業の負担を抑えつつ、実効性の高い方法としては次の3方法があります。

③実施者が適切な相談先を紹介する

マニュアルには、実施者は「高ストレス者であって面接指導が必要と評価された労働者であって、医師による面接指導の申出を行わない者に対して、相談、専門機関の紹介等の支援を必要に応じて行うこと」が望ましいとの記載があります。すなわち、「高ストレス」と評価されたにも関わらず医師による面接指導の申出を行わない方に対して専門の相談先を紹介するということになります。

④「補足的面談」を行う

マニュアルには以下のような記載があります。

「高ストレス者の選定にあたり、調査票に基づく数値評価に加えて補足的に労働者に面談を行う方法（補足的面談）も考えられます。この場合の面談は、ストレスチェックの一環として行うことになりますが、実施者以外の者に行わせるときは、その者が職場のメンタルヘルスに関する一定の知見を有する者（実施者として明示された者以外の保健師等の有資格者のほか、産業カウンセラー、臨床心理士等の心理職）であって、面談を行う能力がある者かどうかを

実施者が責任をもって確認する必要があります。また、この場合、面談は実施者の指名と指示の下に実施し、面接指導対象者の選定に関する判断は、面談を実施した者に委ねるのではなく、面談結果を踏まえて実施者が最終的に判断する必要があります」

　こちらの意味するところは、「高ストレス者」と区分された労働者には、最初から「実施者」の指示を受けた医師以外の保健師、一定の研修を受けた看護師、精神保健福祉士に加え、産業精神保健に見識のある心理職（臨床心理士や産業カウンセラー等）らによるこの補足的面談を行う仕組みを講じておくとともに、いよいよこの心理職等では手に負えない「高ストレス者」がいた場合には、きちんと医師による面接指導を受けるよう指示してもらう必要があるということです。補足的面談では職業性ストレス簡易調査票を通じた調査だけでは把握が難しい家族背景、ストレス解消法、仕事への向き合い方の把握ができるため、医師による面接指導の要否判断に有用な情報を入手可能です。その結果、本当の病気でもないのに、病人扱いさせられてしまうという「疑陽性」を除外することが可能となります。

　限界としては、補足的面談もストレスチェックの一部であるため、本人が面談を拒否したら強制はできません。

⑤「ストレス反応」の質的評価

　「職業性ストレス簡易調査票」の「ストレス反応」の６つの尺度のうち、「抑うつ感」と「不安感」はストレスによる影響が重大な際に影響が出る尺度です。したがって、この二つの項目に着目して抽出し、ストレス反応を質的に評価する方法があります。

　この節の最後に、「高ストレス者」が医師による面接指導を拒否した場合の対策を二つ紹介します。

⑥精神疾患のスクリーニング実施および結果に応じた専門機関の紹介やご家族への連絡

　高ストレス者のなかには抑うつ性障碍に罹っている可能性が高い労働者が含まれます。希死念慮を抱えた方も含まれるのが抑うつ性障碍の特徴であることは、第１章で述べました。確かにマニュアルはこの希死念慮を確認する質問である「死にたいですか？」とか「死んでお詫びをしたいと思いますか？」といった質問項目は含めるべきではないとしています。その理由は背景事情なども含めて評価する必要性がより高く、かつこうした項目から自殺のリスクを把握し

た際には早急な対応が必要となるため、企業における対応の体制が不十分な場合には検査項目として含めるべきではないからです。

　読者の皆様からしたら、「高ストレス者」であり、かつ、医師による面接指導が必要と判断されているにも係らず、自ら拒否をしているのだから、事業者責任が問われないのではないか？"と思われるでしょうが、責任が生じる場合があります。抑うつ性障碍に罹っている労働者の特徴に、無理を押すことがあります。高ストレス者だと区分されても、医師による面接指導を拒否しがちになること想定できます。そして「事故傾性」といいますが生命維持の基本である大切な選択をなし得なくなっている場合があります。また、事理弁識力が落ちていることは抑うつ性障碍（いわゆるうつ病）はじめ、精神疾患の特徴の一つです。すなわち、正常な判断ができなくなっている方にはより一層の高い保護責任義務が生じる可能性があるのです。

　また、過去の健診結果や現在の生活状況の確認に加えて「必要に応じてうつ病等や一般的なストレス関連疾患を念頭においた確認を行います」と記載されたことからも、ストレス関連疾患のスクリーニングも行う必要性があることが理解できます。すなわち自殺リスク把握を行う必要性が生じてきます。先進企業ではこれまでも、③〜⑤で既述した対策に加え、メンタル不調が疑われる労働者に対して、安全配慮義務履行上、精神科受診を紹介したり、拒否する場合にはご家族に連絡をしたりといった対応が執られています。

⑦補足的面談時にカウンセリングも提供案

　補足的面談を行う際に、実施者やその委託を受けた心理職が「では、私のカウンセリングを希望されますか？」と確認を行い、その場ですぐにカウンセリングを提供する方法（いわゆる「インテイク面談」）があります。カウンセリングの継続実施につなげていくか、後日、産業医や専門医による面接指導を組むようにするかの判断はわかれますが、少なくとも「高ストレス者」に対する専門的支援という"救命胴衣"を装着することは可能となります。カウンセリングによってメンタル不調者の発生防止にもなり得ますし、もし発生したとしても、それら心理職との面接等という機会を設けたことから、過失相殺が期待できます。むろん、産業医はメンタル不調者対応に長けていることを前提としています。

　ご心配な向きには、リスク分散を行うと良いでしょう。日常的に（メンタルヘルスに通じた）産業医に相談支援を提供することと、これらの専門職との相

談窓口をあらかじめ設けておくことでリスク分散が可能です。

8 ストレスチェックの受検勧奨や結果の通知方法

　ストレスチェックの受検は労働者の任意です。また回答は自由意志で行われる必要があり、強制があってはなりません。ここでいう強制には、受検する・しないを強制するだけでなく、上司が「俺のことを悪く評価してはならない」といった指示をすることや、暗黙的に明示をすることも含まれます。強制力が働くと、ストレスチェックの結果は不正確な情報が介在されがちとなり解釈には不正確さが伴います。また、就業規則や業務命令にて受検義務を課したり、受検しないことを懲戒の対象としたりすることは労働者に対する不利益取扱いに該当することからやってはいけません。さらに、すでにメンタル不調にて治療中の労働者においては、心的負担が大きくなり、症状を悪化させる畏れがあることも忘れてはなりません。

　ただ、労働者のストレスへの気づきや、働きやすい環境づくりの基礎資料として活用するには、測定結果が多い方が確度は高まります。受検者が10名未満の組織だと、集団分析（組織分析）時、解析対象にならないからです。では、未受検者には、どこまでの介入が許されているのでしょうか。

　受検しなかった者に対して受検するよう勧奨することは可能になっています。その際、「実施者」は事業者に、労働者からの同意がなくても未受検者リストを提供することも可能です。労働者からの同意が必要なのは、ストレスチェックの結果を開示する場合になります。したがって、元々の組織の分母が10人以上なのに、受検者が10名未満となるような組織では、実施期間を延長することができるよう衛生委員会で審議かつ決議しておくことを勧めます。

　一例では、ストレスチェック実施期間を2週間、予備期間を2週間と計4週間設けているケースがありました。

　また、ストレスチェックの質問票に、これら有用性の高さをあらかじめ記載することは、労働者自らが職場環境を改善する根拠づくりに貢献するという態度を涵養することが期待できます。

　受検を促す方法としては、既述の衛生委員会の活用以外に以下が考えられます。

従業員向け研修：産業医や、外部の労働衛生コンサルタント、社会保険労務士

より、「不利益な取扱いがされることはない」ことを筆頭とした、制度の仕組みを説明してもらいましょう。

管理職向け研修：管理職もストレスチェックの受検対象です。特に上司と部下の板挟みになる「中間管理職」の悲哀や心の疲労蓄積ぶりは想像に難くありません。管理職のなかにはストレスチェックの結果が「管理能力のバロメーターに使われるのではないか？」といった疑問を抱く方もいることでしょう。「安心してください。こちらは目的外使用に入っています。評価に使われることはありません」というように、本制度の解説とともに、管理職自身のメンタルヘルス向上を主眼とした研修を企画することも大切です。

(1) ストレスチェックの結果の通知方法とその内容

ストレスチェックの「実施者」は、ストレスチェックの結果が出たら速やかにその結果を本人に通知しなければなりません。ただ、定期健診結果と異なり、本人の同意がない限り、その結果を実施者や実施事務従事者は事業者に知らせてはいけません（法66条の10第2項）。

通知内容は
・ストレスプロフィール（個人ごとのストレスの特徴や傾向の数値や図表での提示）
・ストレスの程度（高ストレスに該当するかどうかの評価結果）
・面接指導の対象者か否かの判定結果
になります。

これらを一度に送付できない場合にはまずは全員にストレスプロフィールを伝え、ストレスの程度や面接指導の対象者か否かの判定結果は後日通知でもかまわないとされています。

通知する方法は、①本人以外が確認できないように封書で送付するか、②電子メール、または③ネットを介しかつ個人ごとの暗証番号を使って閲覧の、いずれかである必要があります。高ストレス者に該当する労働者だけ通知の封筒を届けるようにしてはいけません。なぜなら、他の人が高ストレス者だと認識できるからです。医師による面接指導の対象だと判断されなかった方に対しても、同じタイミングでストレスケア方法についての情報提供を行うようにすると良いでしょう。

外部機関に委託する場合には、労働者本人の自宅に送付してもらう方法か、

個人ごとに封をし、容易に内容を見られない形にしたものを事業場に送付してもらい、それを各労働者に配布する方法があります。この方法を採る場合は、外部機関に常に最新の所属先情報を与えていないと、異動にて届けられないことがあります。システムエンジニアのように、配属先がわずか1～2週間で変わることもあるような業態の場合には、特に要注意です。

　厚生労働省の「ストレスチェック実施プログラム」はネットを介して結果を通知する方法に対応しています。その場合のイメージは厚生労働省のホームページ（http://www.mhlw.go.jp/bunya/roudoukijun/anzeneisei12/pdf/150722-1.pdf）にて紹介されていますので、気になる方は確認をしてみてください。なお、ここにあるレーダーチャート出力された結果は、郵送される場合にもあてはまります。

　それでは実際のストレスチェック結果の通知例、面接指導の要否例、ストレスプロフィールの通知例を確認してみましょう（巻末資料5～7）。

(2)ストレスチェック結果の記録と保存
　ストレスチェックの結果は定期健康診断の結果のメンタル版ですから、実施者または実施事務従事者が保存しなければなりません。保存が必要な個人のストレスチェック結果の記録内容は以下になります。
①個人のストレスチェックのデータ
②①を元にした高ストレス者か否かの判定結果
③面接指導の対象者か否かの判定結果
④事業者への提供同意文書
⑤面接指導の結果
　受検者が記入または入力した調査票原票は必ずしも保存する必要がないことになっています。
　受検者個人のストレスチェック結果記録は実施者や実施事務従事者が取り扱います。だからといって実施者や実施事務従事者が恣意的に使用して良いわけではありません。保護の対象である個人情報です。保存方法や保存場所は衛生委員会にて調査審議した上で、実施者や実施事務従事者しか確認できない場所や手段にて保存できるよう事業者が決める必要があります。紙媒体の場合には委託先の外部機関に保管してもらうことも、外部の保管専門業者のサービスを活用することも可能です。むろん、自社内での保存の場合には、実施者か実施

事務従事者しか解錠できない鍵を備えたキャビネット等での保管が必要になります。

電子媒体で保存する場合には、社内外のサーバーを問わず、故意あるサイバー攻撃に耐えられるようなセキュリティ機能を具有している必要があります。

嘱託産業医が実施者である場合や、外部機関や外部保管業者に委託している場合には、契約書のなかに保存に関する事務取扱について、新たな規定を設けることを勧めます。

なお、これらの記録の保存期間は5年間となっています。

9　ストレスチェック実施規定の構成例

巻末資料8の「ストレスチェック制度実施規程例」は、事業場がストレスチェック制度に関する社内規程を作成する際の参考例です。それぞれの事業場で本例を参考に、社内でよく検討し、会社の実際に合った計画や規程を作成していただくようお願いします。

なお、この規定例における高ストレス者選定の値は、10%抽出値になります。

10　集団分析

ある企業における受検者のストレスチェック結果を集計することで、その企業全体を一つの集団として、または部署ごとに分析することが可能になります。これら組織分析結果は、これまでに得られている全国統計をベンチマークとしてそれと比較することで、その部署の「働きやすさ」が全国と比較した形で把握できるようになります。

この集団分析は事業者に対する義務とはなっていません。しかし、全国統計との比較結果からみて、どのような対策を執ったらより働きやすくなるのかまで考察できることから、職場環境改善が容易になるというメリットがあります。かつ無償で実施してくれる外部業者まで出てきています。職場環境改善対策にて、労働者にとっていきいきと働きやすく活力あふれる快適職場の形成が可能となることから、著者の契約先にはもれなく実施を勧めています。

(1) **集団分析の目的**

　事業者は、「実施者」にストレスチェック結果を、受検者数10人以上で構成される集団単位ごとに集計・分析させ、職場環境を改善する基礎資料として活用することが期待されています。ここでの10人とは、個人の特定やプライバシーへの配慮から、部署の実人数ではなく実際に受検した人数で計上しなければなりません。例えば、対象とする集団に所属する労働者の数が10人以上であっても、その集団のうち実際にストレスチェックを受検した労働者の数が10人を下回っていた場合は、集団的な分析結果を事業者に提供してはいけません。

　受検者が10人に満たない場合は、より上位の大きな集団単位で集計・分析を行うなど工夫しましょう。なお、95％信頼区間という統計学的な有意性の観点から考えるならば、偶然という要素を厳密に排除するために、20人以上で構成される集団単位ごとの集計・分析の実施が望まれるものの、マニュアルでは、以下のようにあいまいな要素を含めても構わないとしています。

　「集団ごとの集計・分析の方法として、例えば、職業性ストレス簡易調査票の57項目の全ての合計点について集団の平均値だけを求めたり、「仕事のストレス判定図」を用いて分析したりするなど、個人特定に繋がり得ない方法で実施する場合に限っては、10人未満の単位での集計・分析を行い、労働者の同意なしに集計・分析結果を事業者に提供することは可能です。ただし、この手法による場合であっても、2名といった極端に少人数の集団を集計・分析の対象とすることは、個人特定に繋がるため不適切です」

　プライバシーへ配慮を厳格にしつつ、高ストレス者が多く出現した部署については、当該部署の業務内容、労働時間、そして集団分析から導き出される「職場のストレス要因」・「心身のストレス反応」・「周囲のサポート」を付け合せてみましょう。

　また、低ストレス者の多い部署については、どうして低ストレス者が多いのかの背景を分析し、そして職場のことをよく知る衛生管理者や産業医の協力を、もし得られない場合には外部の労働衛生コンサルタントから協力を得ることにより、対策が必要な部署の評価・抽出を行ったり、優れている部署からその優れた背景を確認して横展開したりと、働きやすい職場環境支援の根拠として活用することが可能になります。なお、「職業性ストレス簡易調査票」を用いる場合には、無料で使える「仕事のストレス判定図」が開発されています。とはいえこれらの調査票と判定図が開発されたのは平成7年～11年頃と、今から20

年近く前の話です。質問内容が仕事に偏っているため、仕事を与える会社側に責任が集中しかねない内容に元からなっています。ましてや管理職の管理について尋ねる項目もあります。部下の主観だけで管理職の管理力を評価することになってはならないことにも留意が必要です。

(2)集団分析の結果例

「職業性ストレス簡易調査票」を用いる場合に使える「仕事のストレス判定図」の結果は図表18が一例です。

左の図は、「仕事の量的負担―仕事の裁量」判定図といい、自分で仕事をコントロールできるかどうかという「仕事の裁量度」と「仕事の量的負担」の関係を表しています。「仕事の裁量度」は低いほど、ストレスが高くなります。「仕事の量的負担」は、高いほどストレスは高くなります。あわせると、右下に行けば行くほどストレスは高くなっていくことを示しています。

右の図は、「上司の支援―同僚の支援」判定図といい、職場内での「上司の支援」と「同僚の支援」の状態を示しています。「上司の支援」も「同僚の支援」も低いほど、ストレスは高くなります。あわせると、左下に行けば行くほど、ストレスは高くなっていくことを示します。

「仕事の量的荷重と仕事の裁量」判定図から、図上に記号で示されている標準集団の値(これまでの調査における平均値)と比べた、この職場の仕事量と仕事の裁量の特徴が判定できます。仕事量が高いほど、また仕事の裁量が低いほど、仕事上のストレスが生じやすい環境にあると考えられます。

判定図上の斜線は、仕事のストレスの特徴から予想される心理的ストレス反応や検査の異常値、病気の発生などの健康問題の危険度(健康リスク)を、標準集団の平均を100とした数値で示しています。120のライン上に職場の平均点が乗っている職場では健康問題が20%多く、80のライン上では、20%少なく発生すると推定されます。

職場の平均点がどのライン上に乗っているかから、健康リスクの数値を読みとってください。今回は93点ですが、点がラインとラインの間に位置している場合には、中間値を読みとってください。平均点が100のラインと120のラインの間で、120のラインからラインの間の距離の1/4だけ100のラインに近い場合は、115［＝120－(120－100)÷4］と読みとります。この判定図では、点が右下にあるほど仕事のストレスが高く、健康問題が起きやすいと予想され

ます。得られた値が、仕事の量的荷重と仕事の裁量の組み合わせから予想されるその職場の「仕事のストレスによる健康リスク」となります。

　下の「上司の支援―同僚の支援」判定図から、「仕事の量的荷重と仕事の裁量」判定図と同様に、この職場の平均点が判定図のどの斜線（ライン）上に乗っているかを見て、健康リスクの数値を読みとります。今回は118点です。平均点がラインとラインの間に位置している場合には、中間値を読みとってください。得られた値が、上司の支援および同僚の支援の組み合わせから予想される「健康リスク」の値となります。

　「仕事の量的荷重と仕事の裁量」判定図で読みとった健康リスクと、「職場の支援」判定図で読みとった健康リスクを総合して、この職場の仕事のストレスによる健康リスクを計算するには、この２つの健康リスクをかけ算し、100で割ります。例えば量と自由度判定図で110、職場の支援判定図で120の値が得られている場合には、総合した健康リスクは132（＝110×120÷100）となります。今回は110になっています。

　以上のように判定図から得られた健康リスクは、現在の職場の仕事のストレス要因が、どの程度従業員の健康に影響を与える可能性があるかの目安となるものです。健康リスクがいくつを越えれば対策が必要かという基準はありませんが、現状よりも健康リスクを少しでも低下させる努力が必要です。例えば健康リスク120は、従業員のストレス反応（ゆううつや不安）、医療費、疾病休業が通常よりも20％多く発生すると予想される状態です。対策によって健康リスクを100（平均程度）あるいはさらに改善できれば、従業員、事業所および健康保険組合にとって大きな利益があると予想されます。健康リスクが150を越えたケースでは健康問題が顕在化している例が多く、早急な改善が必要な状態と思われます。

　健康リスクを低下させるために、職場環境、作業内容あるいは職場組織の改善によって仕事のストレス要因を減少させることが必要です。特に、判定図において標準集団よりも問題である（仕事の量的荷重の場合はより多い場合、その他の場合はより低い場合）ことがわかった要因について対策を進めることがポイントになります。

図表18　仕事とストレス判定図（イメージ）

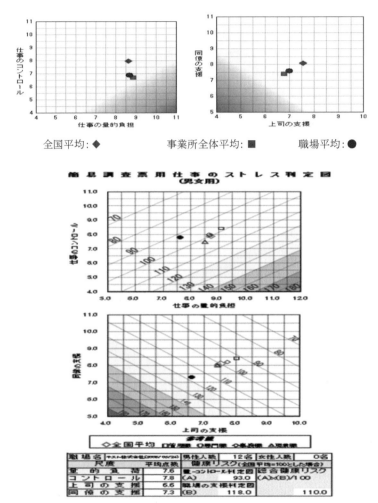

(3)集団分析結果の解釈例

　回答があくまで受検者の主観の合計であることを念頭におきながら、判定図から評価された職場の特徴を参考にして、まずはその職場のストレス問題の特徴について見当をつけます。例えば「仕事量の割に、仕事の自由度が少ない」

などです。

　次に、実際の職場において、それが具体的にはどのような問題として生じているのかを実地調査します。実地調査の方法には、判定図の結果をもとにした産業医や衛生管理者の職場巡視、職場上司および労働者からのヒアリングなどがあります。これらの情報をもとに、可能性のあるストレス要因として、できるだけ具体的な内容をリストアップします。例えば、生産ラインの作業スピードが早く、短時間でもラインを離れることが困難であり、トイレにいくことも難しい、などです。問題は、①仕事の量や複雑さの問題、②仕事上の自由度（コントロール）や裁量権の問題、③職場の人間関係やサポートシステムの問題に分けて整理すると良いでしょう。

　リストアップされた問題一つひとつに対して、職場上司、産業医、衛生管理者、人事・労務担当者などが相談の上、実行可能な改善計画をたてます。従業員が参加できるようにするとさらに効果的な対策が立案できます。

　計画ができあがったら、実行します。実行後は計画どおりに実行されているか、実施上の問題はおきていないか、進捗状況を定期的に確認します。対策が完了したら、できるだけ効果を評価しておくようにしましょう。ただし、医療費や疾病休業などに対する効果があらわれるには通常数年の観察期間が必要です。

(4) パターン別のストレス対策のヒント
① 「仕事の量的負担」が多い場合

　仕事の量的負担への対策は、生産性と結びついていない余分な作業を改善によって減少させることで可能になります。例えばフォークリフトによる「はさまれ、巻き込まれ」事故が相次いでいる場合を考えてみましょう。運転手の作業状況を職場巡視にて確認してみると、フォークリフトが規定を超える速度で走行している場合があります。その運転手に確認すると「気が急いていた」と答えました。本人は一生懸命、仕事をしているつもりでも、実際には危険走行を生む原因となってしまっていることになっていたわけです。

　また、仕事の進行に障害があると、仕事の量的な負担感が増加します。このような場合には、作業が円滑にできるよう作業方法を改善することが大事な対策になります。逆に、仕事量が多いはずなのに「仕事の量的負担」が低めであった場合には円滑に仕事が進む環境が整っているといえるでしょう。

　実質的な労働時間が1日10時間（週労働時間で50時間相当、月残業時間で

50～60時間相当）以上にならないような計画を立て、効率の良い作業方法を工夫しましょう。

②仕事の量に比較して仕事の裁量（自由度や裁量権）が低い場合

　仕事の裁量を増やすということは、「個々人の能力を活用できる機会を作る」ことです。仕事の量的な負担や困難に対して、個々の従業員または作業グループが自ら問題解決できる機会を作るといったように、仕事のすすめ方や権限、職場環境の改善など、職場での意志決定に従業員が発言できる機会や自由度を増やすような工夫をしましょう。

　仕事の目標、作業の見通し、作業の位置づけなどの情報がメンバーにきちんと伝えられることによっても、従業員の仕事の裁量（自由度）は改善します。OJTや技能研修なども、仕事の裁量を増やすことに繋がります。

③上司あるいは同僚の支援が低い場合

　上司の支援は、上司が多忙のために報告・調整がしづらくなり低下する場合があります。また、トラブルが多い職場では上司の支援の必要性が増大して、相対的に上司の支援が低くなる場合があります。従業員が必要なときに上司に円滑に報告・相談ができているかどうかに注意しましょう。

　職場グループ内の連絡会議の回数を増やして情報や問題を共有することも、上司や同僚の支援を増やすために効果的です。サブリーダーなどを設置して、上司の支援機能を代行できるように工夫することも一つの方法です。

　職場内のレイアウトや分散職場であることが、上司や同僚の支援を低下させている場合があります。コミュニケーションが円滑にできるような職場レイアウト（例：コックピット式）やオフィス・作業所の配置を工夫しましょう。

　不公平感は、職場の人間関係を損ね職場の支援を低下させる大きな原因です。上司から従業員へのきちんとした説明、オープンで公平な態度によって不公平感が生じないように留意しましょう。

　管理監督者へのストレスに関する知識や部下への対応法の教育・研修によって、上司の支援を増加させることができます。

(5)集団分析を実施する際の注意事項

　集団分析結果が管理職の評価に繋がってしまっては管理職の不利益になってしまいます。したがって指針では、「事業者は、当該結果を事業所内で制限なく共有してはならない」としています。

集団分析結果の取扱いについては、衛生委員会にて事前に十分な審議を経た上でその事業場における取扱いを決めておく必要があります。

(6) 派遣労働者の取扱い

コールセンターや顧客対応窓口といった職場では、今や正規労働者ではなく派遣労働者がその構成の大半を占める場合が多くあります。また、複数の派遣元から受け入れている場合が少なくありません。集団分析の実施は義務ではありませんが、人不足時代となった今においては、働きやすい職場であると説明できないと、必要な派遣労働者を確保できない時代になっています。

したがって著者は、派遣先で集団分析を受ける機会を設けてもらうよう提案しています。その場合、派遣労働者は、法に基づく義務として派遣元が実施するストレスチェックと、集団ごとの集計・分析のために派遣先が実施するストレスチェックの両方を受けることになり、通常の労働者よりも受検の回数が増えます。その負担軽減のためには「職場環境の改善のためには派遣先のストレスチェックを受けてもらうことも重要だ」と派遣労働者に対して趣旨を十分に説明し、理解を得るようにしてもらいます。また、派遣先で実施する派遣労働者に対するストレスチェックは、個人対応ではなく、集団ごとの集計・分析のためだけのものなので、

① 無記名で行う
② 「仕事のストレス判定図」を用いる場合は集団分析に必要な「仕事のストレス要因」および「周囲のサポート」についてのみ検査を行う

という工夫を加えることで、負担が軽減できます。

なお派遣労働者を対象とした派遣先事業場でのストレスチェックの実施においては、派遣元事業者と協議し目的や手順について合意すること、安全衛生委員会などで個人情報の取扱い方針を定めることも重要であること、忘れてはなりません。

なお、ストレスチェック指針により、派遣先による派遣労働者への合理性のない不利益取扱は当然に禁止されています。

(7) 心理的な負担の程度を把握するための検査結果等報告書

労働安全衛生規則第52条の21により「常時50人以上の労働者を使用する事業者は、1年以内ごとに1回、定期に、心理的な負担の程度を把握するための

検査結果等報告書(様式第6号の2)を所轄労働基準監督署長に提出」しなければならなくなりました。

　報告書には実施者の背景、受検者数、面接指導担当医の背景、面接指導者数、集団分析実施の有無について、様式の書き方に従い記入し、所轄の労働基準監督署長に提出しなければなりません。報告様式は厚生労働省のホームページ(http://www.mhlw.go.jp/bunya/roudoukijun/anzeneisei36/24.html) に掲載されていますので、ご活用ください。

　ストレスチェックを複数月にわたって行った場合には、「検査実施年月」欄には最終月を記載します。

　報告書の提出時期は、各事業場における事業年度の終了後など、事業場ごとに設定して差し支えありません。

　部署ごとに順次行うなど、年間を通じてストレスチェックを行っている会社では、検査は暦年1年間での受検者数を記入し、それに伴う面接指導を受けた者の数を報告してください。

　ストレスチェックの実施義務や実施状況の報告義務がある「常時50人以上の労働者を使用する事業者」に該当する否かを判断する際には、パート労働者や、受け入れている派遣労働者も含めて事業場の労働者の数を数えます。一方、様式第6号の2の「在籍労働者数」欄には、ストレスチェックの実施時点(実施年月の末日現在)でのストレスチェックの実施義務の対象となっている者の数(常時使用する労働者)を記載する必要がある(1週間の所定労働時間数が、通常の労働者の3/4未満であるパートタイム労働者や、派遣労働者は含めない)ので、注意してください。

　受検者数等が少なくても企業が罰せられることはないとされています。しかしながら定期健診結果については、有所見率が高い場合などは臨検の対象となる可能性が高まるかのように理解できる通達(平成22年3月25日　基発0325第1号)が発出されています。

　通達には「有所見率が全国平均よりも高い又は増加が大きい事業場や業種等の集団に対して、周知啓発を行うとともに、脳・心臓疾患関係の主な検査項目の有所見率や取組状況等を踏まえ、特定の事業場に対しては、事業者の理解を得た上で、重点的に、取組の要請等を行い、成果の普及を図ります」とあり、この先、ストレスチェック結果についても"重点的に、取組の要請等"が行われる根拠になってもおかしくはありません。

11 ガイドラインとメンタルヘルスアクションチェックリストを使った改善方法

(1) ガイドラインとは：職場環境改善の評価と改善に関するガイドライン

ガイドラインとは「職場環境改善の評価と改善に関するガイドライン」のことで、厚生労働省厚生労働科学研究費補助金「労働者のメンタルヘルス不調の第一次予防の浸透手法に関する調査研究」班が作成した「科学的根拠に基づくメンタルヘルス対策ガイドライン（職場環境等の評価と改善の浸透・普及編）(2012年4月版)」を指します。第一次予防として実施する「職場環境等の評価と改善」を企画・実施する際に、最新の科学的根拠に基づき推奨される8つの事項と4つのヒントをまとめたものです。職場の産業保健スタッフ、管理監督者、産業保健サービス提供者等が活用できる情報で構成されています。

(2) ガイドラインの活用のメリット

このガイドラインの活用により、国際水準に見合った実効性のある職場のストレス対策の実施が期待できます。さらに、集団分析結果を踏まえた職場環境改善を実行することで、ストレス因子によるメンタル不調者が生じることを未然に防ぐことが可能になります。職場環境改善の目指す方向は快適に働くことのできる職場です。

この職場環境改善には、「暑い」「底冷えする」といった集中力をそぐような状況の改善や、休憩室やパウダールームの整備といったハード面の改善だけでなく、個人の能力を最大限に発揮できるような、やりがいのある労働環境や労働条件改善の実施といったソフト面の改善も含まれます。ソフト面の改善には、例えば、作業方法の簡素化や労働時間の削減、人員や勤務体制の見直し、仕事の質と量などの再デザイン、同僚や職場間の支援、ハラスメントのない職場、仮に体調を悪くしても安心して休むことができ、スムーズに職場復帰できるプログラムの整備なども含まれます。

職場のメンタルヘルス対策における職場環境改善とは、心身への負担・ストレスの背景となる働き方全般に目配りし、労働者一人ひとりがいきいきと、楽しく、仕事にやりがいをもって、健康的な労働生活そのものに注目する職場づくりといえます。実際に、職場環境改善という1次予防が健康状態やメンタルヘルス不調の改善に寄与した根拠も確認され始めています。そして良好事例を

踏まえた職場の自主的な取り組みを支援する枠組みづくり（＝「職場環境改善のプロセス支援」）の重要性も紹介され始めています。この「職場環境改善のプロセス支援」とは、労働者が主体的・自主的に参加して職場の良好点を確認し、自分や同僚、同業種の良好事例（Good Practice：GP）に学びながら、改善が必要な点は無いか洗い出し、すぐの改善を実施する取り組みです。それは、健康障害に関連した職場のリスクを見つけ出し、職場の慣行の上に積み上げながら、事業場内の計画（P）―評価（D）―実施（C）―見直し（A）というPDCAサイクルに沿った改善を実行し続けるプロセスです。

　ガイドラインはその実行を容易化してくれます（図表19）。当たり前の内容に過ぎないといわれたら、それまでですが、全て実行すると効果があることが検証された、いわば栄養素みたいなものです。当たり前のこと（A）を、馬鹿（B）にせず、こつこつ（C）きちんと実行するというABC作戦の展開にて、働きやすく生産性の高い職場環境形成が可能になるとしたら、実施しないわけにはいかないかと考えられます。

(3) メンタルヘルスアクションチェックリストとは

　職場におけるメンタルヘルスケアにおいて、個別対策だけでは効果が一時的かつ限定的です。職場全員で話し合いながら、働きやすい職場環境づくりが可能となるツールが利用可能です。それが「メンタルヘルスアクションチェックリスト（ACL）」です。このACLは6領域に区分された働きやすい職場環境づくりの方法が把握できるヒント集です。わが国の職場にて役立ったとされた改善事例集から抽出されました。中小企業でも簡単に、職場環境の評価と改善ができるような、いわば参考事例集の構成になっています。ACLにて区分された6領域は以下のとおりです。

①作業計画への参加と情報の共有：情報の共有、作業量の調整
②勤務時間と作業編成：ノー残業デー設定、ピーク作業時の作業変更、交代制導入、休日確保
③円滑な作業手順：物品の取扱い、情報入手、反復作業の改善、作業ミス防止
④作業環境：温熱、騒音、有害物質、受動喫煙防止、休憩設備整備、緊急時対応
⑤職場内の相互支援：相談しやすさ、チームワーク作り、職場間の相互支援
⑥安心できる職場のしくみ：訴えへの対応、教育研修、仕事の見通し、評価の公平・公正化、メンタルヘルスケア

図表19　職場環境改善の評価と改善に関するガイドライン
（2012年4月3日修正版）

<計画・組織づくりに関する推奨項目>
推奨1（事業場での合意形成）：職場環境改善の目的、方針、推進組織について事業場で合意形成します。
推奨2（問題解決型の取り組み）：問題指摘型は避け、問題解決型で取り組みます。
ヒント1（部門責任者の主体的な関与）：職場環境改善を実施する組織ないし部門の責任者の主体的な関与を引き出します。

<実施手順の基本ルールに関する推奨項目>
推奨3（良好事例の活用）：実施可能な改善策を立てるために、職場内外の良好事例を参考にします。
推奨4（労働者参加型で実施）：改善策の検討や実施に労働者が参加できるように工夫します。
推奨5（職場環境に幅広く目配り）：心身の負担に関連する職場環境や労働条件に幅広く目配りして優先順位をつけ、改善策を検討します。

<実効性のある改善策の提案に関する推奨項目>
推奨6（職場に合わせた提案の促進）：職場の状況・タイミング・資源を考慮して具体的な改善策を検討します。
推奨7（ツール提供）：職場の気づきやアイデアを引き出し、行動に移しやすい提案を促すことができるツールを活用します。
ヒント2（職場の仕組みの活用）：継続的に改善の場が設定できるようにすでにある職場のしくみを活用します。（安全衛生委員会、QCサークルなど）
ヒント3（職場の準備状況にあわせたアプローチ）：組織としての受け入れ体制や準備状況に応じた介入方法を選びます。

<実施継続のための推奨項目>
推奨8（フォローアップと評価）：職場環境改善の実施を継続させるために中間報告の提出を求めたり、期間を設定して実施状況や成果を確認します。
ヒント4（PDCAサイクル）：職場環境改善の取り組みを計画・実施・評価・見直しのサイクルに組み込み、継続的に実施できるようにします。

第3章　ストレスチェック制度による1次予防

(4) ACLの目的

ACLはストレスチェックと同様に、「魔女狩り」よろしく結果の芳しくない部署の把握や同定を目的にしていません。ストレスチェックでは点数化されていますが、このACLでは点数化さえしません。ある企業において、その企業内にて実施可能な仕事環境の改善方法を管理職と労働者がともに検討し、取り組みやすい改善点があれば取り組むことを目的としています。したがってヒント集には、その職場の欠点を指摘するのではなく、どのように改善すればより働きやすい環境づくりにつなげられるのか、具体的な取り組み方法が前述①～⑥の各項目に沿って紹介されています。

(5) ACLの特徴

このACLと職場とを照合することで、改善に取り組む前から実行できている、その職場の長所と改善が必要な箇所が把握できます。把握した要改善箇所と改善点はグループ討議の題材として抽出します。グループ討議にはさまざまな立場の労働者に参加してもらいましょう。それぞれの立場からの意見を聴くことができ、さまざまな角度から職場を捉える視点が得られ、働きやすい職場環境づくりに寄与することが可能になります

グループ討議では、どの改善箇所や改善点を優先して改善すべき事項なのか整理します。改善する点を明確にすることで、何を改善すると働きやすい職場環境が形成するのか、自明になります。改善を重ねることで、ストレスの多い職場環境とはどういうところなのかまで、理解可能になります。

以上の取り組みは、厚生労働省が定めたメンタルヘルス指針を満たすものです。中小企業でも、産業保健スタッフが常勤でいなくても、取り組むことが可能であり、費用面で限界があったとしても、参加者の創意工夫を重ねることで、効果的な職場環境の改善の実施が可能になります。

(6) ヒント集の内容

図表20がヒント集の一例ですが、実際に職場にて有用だったとされる改善事例集です。中小企業でも簡単に、職場環境の評価と改善ができる項目が挙げられています。

図表20　ACLのヒント集の一例

（作業の日程作成に参加する手順を定める）
1. 作業分担や日程についての計画作成に、作業者と管理監督者が参加する機会を設ける。

　このような対策を　□提案しない
　　　　　　　　　　□提案する　─□優先
　メモ＿＿＿＿＿＿＿＿＿＿＿＿＿＿＿＿
　　　＿＿＿＿＿＿＿＿＿＿＿＿＿＿＿＿

（少人数単位の裁量範囲を増やす）
2. 具体的なすすめ方や作業順序について、少人数単位または作業担当者ごとに決定できる範囲を増やしたり、再調整する。

　このような対策を　□提案しない
　　　　　　　　　　□提案する　─□優先
　メモ＿＿＿＿＿＿＿＿＿＿＿＿＿＿＿＿
　　　＿＿＿＿＿＿＿＿＿＿＿＿＿＿＿＿

（個人あたりの過大な作業量があれば見直す）
3. 特定のチーム、または特定の個人あたりの作業量が過大になる場合があるかどうかを点検して、必要な改善を行なう。

　このような対策を　□提案しない
　　　　　　　　　　□提案する　─□優先
　メモ＿＿＿＿＿＿＿＿＿＿＿＿＿＿＿＿
　　　＿＿＿＿＿＿＿＿＿＿＿＿＿＿＿＿

（各自の分担作業を達成感あるものにする）
4. 分担範囲の拡大や多能化などにより、単調な作業ではなく、個人の技量を生かした達成感が得られる作業にする。

　このような対策を　□提案しない
　　　　　　　　　　□提案する　─□優先
　メモ＿＿＿＿＿＿＿＿＿＿＿＿＿＿＿＿
　　　＿＿＿＿＿＿＿＿＿＿＿＿＿＿＿＿

（必要な情報が全員に正しく伝わるようにする）
5. 朝の短時間ミーティングなどの情報交換の場を設け、作業目標や手順が各人に伝わり、チーム作業が円滑に行なえるように、必要な情報が職場の全員に正しく伝わり、共有できるようにする。

　このような対策を　□提案しない
　　　　　　　　　　□提案する　─□優先
　メモ＿＿＿＿＿＿＿＿＿＿＿＿＿＿＿＿
　　　＿＿＿＿＿＿＿＿＿＿＿＿＿＿＿＿

(7) 実際の使い方

ACLを活用した働きやすい職場環境づくりは図表21の順で実施します。

図表21　ACLを活用した働きやすい職場環境づくりの実施手順

```
＜イ　対策への合意形成＞
○上司へのフィードバック
┌─────────────────────────────────────────┐
│ ストレス軽減を職場のグループ討議で改善することへの合意形成 │
│ ［調査結果報告、トップの後押し、管理者養成、労働者層への働きかけ］ │
└─────────────────────────────────────────┘
                    ⇩
＜ロ　参加と周知＞
○職場の情報の収集
┌─────────────────────────────────────────┐
│ 職場で良好事例を報告し合いながらすぐ実施可能な職場改善を行う呼びかけ │
│ ［参加と周知］                                      │
└─────────────────────────────────────────┘
                    ⇩
＜ハ　改善の討議と立案＞
○討議ツールと場の設定
┌─────────────────────────────────────────┐
│ 職場環境等の改善のためのヒント集を使った複数グループの討議と結果発表 │
│ ［ストレス低減のための良い事例と改善点］              │
└─────────────────────────────────────────┘
                    ⇩
＜ニ　対策実施と評価＞
○フォローアップの実施
┌─────────────────────────────────────────┐
│ 部署ごとに具体的な改善の取り組み                     │
└─────────────────────────────────────────┘
                    ⇩
┌─────────────────────────────────────────┐
│ 報告会と表彰                                      │
└─────────────────────────────────────────┘
                    ⇩
```

12　各種コンテンツ活用例

(1) 年度の結果との組み合わせ事例

集団分析結果を返却する際、部単位での返却では、他の部を匿名化して自部と比較できるように、課単位では、他課を匿名化し自課と比較できるように、係単位では他係を匿名化して自係と比較できるようにした上で、それぞれ、前年度の結果と会社全体の平均をあわせて返却するようにしている事業場があり

ました。結果の見方についての解説や集団分析結果も添付することで、返却を受けた部署の責任者は、前年度からの変化とその事業所内での相対的位置も把握可能になります。

　ストレスチェックの実施時期については、できればストレスフルな時期が終わった頃合いを見計らっての実施が良いと記しました。しかし年に一度、企業全体で実施することが現実的という限界がある中、繁閑が部署ごとに異なるような職場では、部署ごとに高負担時を狙ってストレスチェックを実施することは現実解ではありません。したがって「職業性ストレス簡易調査票」の限界を補うツールの活用も必要でしょう。

　そこで次項からはそれらのツールを紹介します。

(2)「メンタルヘルス改善意識調査票」との組み合わせ事例
①「メンタルヘルス改善意識調査票（MIRROR）」とは
　労働者側が望む職場環境を知る手段として、「メンタルヘルス改善意識調査票（MIRROR）」の活用があります。MIRRORはhttp://omhp-g.info/envi/envi05.htmlからダウンロードすることが可能です（図表22）。

　このMIRRORは、マニュアルでも取り上げられていますが、①指示系統（指示の明瞭さ、相談機会の充実）、②労務管理（業務配分や勤務時間への配慮の充実）、③連携協力（部署内・部署間での協力の充実）、④研修機会（研修・訓練の内容や機会の充実）という、健康問題の発生リスクを低減し、かつ職場の活性化を促す職場改善の鍵となる4部構成でなる尺度です。

　職場環境と事業者、そして労働者で構成されている職場が、実際に有機的に機能しているのかどうかの把握が可能です。またこのMIRRORを使うと、受検者の改善要望を要望率の高い順から把握することが可能です。

　この職場では、「人の配置や仕事量の割り当てが適切に行われ、特定の人に負荷が偏らない」状態に改善してほしいことを望んだ方が受検者のうち92％にも上っていることを示します。仕事量の平準化や業務担当の再検討について協議することが改善のきっかけとなりましょう。

②MIRRORの利用方法
　「職業性ストレス簡易調査票」から導かれる「健康総合リスク」を横軸に、MIRRORから導かれる「メンタルヘルス風土」を縦軸にとり、調査対象職場の点数をプロットすることで、その職場の特性が把握可能になります。図表23が

図表22　メンタルヘルス改善意識調査票［MIRROR］

あなたについて、該当するものを各項目1つずつチェック（✓）して下さい。

［所属部署］　（　　　　　　　　　　　　）
［職種］　□研究・開発　□ＳＥ　□製造　□営業・販売　□企画　□その他（　　　　）
［職位］　□管理職　□一般社員　□その他（　　　　）
［性別］　□男　□女　　　［年齢］（　　）歳

この調査票には、職場において望ましいと考えられる状態が述べられています。あなたの職場について、(1)すでに実現しており改善は不要、(2)できれば改善が必要、(3)ぜひ改善が必要、(4)職場とは関係がない項目である、の中から、最も近いものを1つ選び、○印を付けて下さい。

		実現しており改善は不要	できれば改善が必要	ぜひ改善が必要	この職場とは関係がない
組織運営・教育					
1	人の配置や仕事量の割り当てが適切に行われ、特定の人に負荷が偏らない。	1	2	3	4
2	仕事の指示をする人が明確になっており、誰に従うか迷うことはない。	1	2	3	4
3	それぞれの技能に見合った難易度の仕事が割り当てられている。	1	2	3	4
4	業務分担の内容は明確化されている。	1	2	3	4
5	他のグループとの連携・協力はうまくいっている。	1	2	3	4
6	配置転換・グループ換えは適切に行われている。	1	2	3	4
7	仕事の方針はみんなの納得のいくやり方で決められている。	1	2	3	4
8	職場では、だれでも自由に意見や考えを述べることができる。	1	2	3	4
9	顧客からの意見が製品開発やシステム作りに反映されている。	1	2	3	4
10	仕事の目標、作業の見通しや位置づけの情報がきちんと伝えられている。	1	2	3	4
11	進捗状況・達成度について上司と定期的に話し合う場が設定されている。	1	2	3	4
12	ミーティングの回数や内容が適切で、情報や問題が共有できている。	1	2	3	4
13	能力や経験に見合った訓練や能力開発のための研修が行われている。	1	2	3	4
14	上司が部下の訓練や研修の機会を積極的に与えている。	1	2	3	4
作業・業務の改善					
15	本来の業務を圧迫するほどの余分な仕事はない。	1	2	3	4
16	生産や注文などの入力作業による負荷は多すぎない。	1	2	3	4
17	資料や報告書の作成は必要最小限になるように配慮されている。	1	2	3	4
18	出張業務時の連絡・支援のためのシステムが整備されている。	1	2	3	4
19	仕事の大きな負荷が長期化する場合の補充・支援は速やかに行われている。	1	2	3	4
20	顧客や関連業者とのトラブル発生時の相談・支援体制はできている。	1	2	3	4
対人関係					
21	職場の中で、勝手にふるまう者はいない。	1	2	3	4
22	職場の中で、取り残されたり孤立したりする者はいない。	1	2	3	4
職場環境					
23	職場の分煙は適切に行われている。	1	2	3	4
24	作業環境調整(空調・照明など)に、作業者の希望が反映されている。	1	2	3	4
25	自分の業務に必要な作業空間は十分に確保されている。	1	2	3	4

→裏面に続きます

All Rights Reserved, Copyright © Department of Mental Health, Institute of Industrial Ecological Sciences, University of Occupational and Environmental Health

Mental health Improvement & Reinforcement - Research Of Recognition, MIRROR 2005年5月版

		実現しており改善は不要	できれば改善が必要	ぜひ改善が必要	この職場とは関係がない
勤務時間・休息					
26	残業や休日出勤が多くなりすぎないよう配慮されている。	1	2	3	4
27	休憩時間中は確実に休める。	1	2	3	4
28	休憩中の電話や来客対応は、特定の人に偏っていない。	1	2	3	4
29	仕事の区切りがついたら他の人に気がねせずに帰れる。	1	2	3	4
30	「ノー残業デー」が設定され、活用されている。	1	2	3	4
31	年休はとりやすい。	1	2	3	4
32	時間が不規則な勤務でも、健康面に配慮した勤務体系になっている。	1	2	3	4
33	休日出勤はないか、あっても連日にはならない。	1	2	3	4
34	休日出勤の後には代休をとりやすい。	1	2	3	4
35	混雑する時間・経路を避けて通勤できる。	1	2	3	4
裁量・権限					
36	現場の担当者には、円滑に仕事を進めるために十分な権限がある。	1	2	3	4
37	その日の業務量を、自らの裁量で調節できる。	1	2	3	4
技能活用・やりがい					
38	職場では、各人の能力や工夫を生かすことができる。	1	2	3	4
上司の支援					
39	上司が忙しすぎないので、部下からの相談を受ける余裕がある。	1	2	3	4
40	上司は部下からの報告・相談を受け、適切な業務調整を行っている。	1	2	3	4
41	上司が多忙な職場では、代理を務める者が設定されている。	1	2	3	4
42	上司はみんなの仕事が円滑に運ぶよう取りはからっている。	1	2	3	4
43	上司と部下の定期的な面接の際、部下の心身の健康状態を確認している。	1	2	3	4
44	上司から部下へは、何事についてもきちんとした説明がなされている。	1	2	3	4
同僚の支援					
45	同じ職場のメンバー同士で、互いに協力できている。	1	2	3	4

上記以外に改善が必要と思われる項目がありましたら、記入して下さい。

....
....
....
....
....

記入の漏れやミスを今一度ご確認のうえご提出下さい。ご協力ありがとうございました。

All Rights Reserved, Copyright © Department of Mental Health, Institute of Industrial Ecological Sciences, University of Occupational and Environmental Health

図表23　健康総合リスクとメンタルヘルス風土の点数をプロット

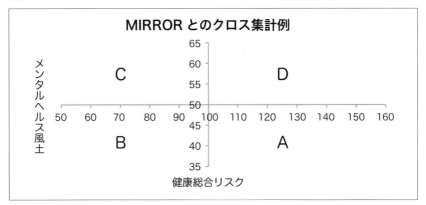

その概略です。
　「健康総合リスク」100が全国平均なので、そこに縦軸を、「メンタルヘルス風土」50が全国平均なので、そこに横軸を配置しています。
A群：「健康総合リスク」が全国平均より高く、かつ「メンタルヘルス風土」が全国平均より低い群です。
　「健康総合リスク」が全国平均より高いということは、仕事の負担を高く感じているか、または仕事の裁量感が低いと感じているか、上司、もしくは同僚からの支援感が低いという要素などについて、全国平均より劣っている職場だと労働者が認識していることになります。
　「メンタルヘルス風土」が全国平均より劣るということは、その職場の働きやすさを維持する仕組みが機能不全に陥っている危惧があることになります。
　以上、二つの軸、双方ともに全国平均より悪いことから、一番危ない職場であるとの位置づけがなされます。
B群：「健康総合リスク」は高くないものの、「メンタルヘルス風土」が全国平均より低いことから、労働者に働きにくい職場と認識されていながらも、仕事にまつわるストレスを高く感じるまでには至っていない状況という解釈ができます。
C群：「健康総合リスク」も低く、「メンタルヘルス風土」も良好な群です。
D群：「メンタルヘルス風土」は良いものの、「健康総合リスク」は全国平均より低い状況です。

③MIRRORによる良好職場の拡大

　A群、B群、D群（通称「BAD群」）に位置づけられた職場はC群を目指すことになります。そのために大切な視点があります。間違いがちな方法が、特にA群の管理職や上司を、あたかも「魔女狩り」よろしく、糾弾することです。この姿勢が良くないことは、イソップ寓話「北風と太陽」が示しています。かつ間違いであることは、集団心理学が示しています。山本五十六も、「褒めてやらねば人は動かじ」と、行動変容の極意を述べていました。

　したがって、C群に位置づけられた職場を「グッドプラクティス」として位置づけ、良好な理由や要因を抽出し、それらを他の職場に横展開し、他の職場にそれらのうち利用可能な方法を選択してもらい、その実施状況をモニタリングしていくような落とし込みが肝要になります。

　BAD群の管理職のなかには、"すでにやっている"と反発を示す者が出るかもしれません。確かにグローバル社会の中、乾いた雑巾を絞るような原価低減活動を推進する中、懸命に同僚や部下とコミュニケーションを取ろうとされていることは事実でしょう。ただ、コミュニケーションは相手に伝わってはじめて意味があるのです。「労働」という字は、「労（ねぎら）うと人は動く」に分解できます。部下がどのように感じているのか、上手に管理職の気持ちを部下に伝えるにはどうしたら良いのか、考えてもらう工夫も必要になるでしょう。

(3)「新職業性ストレス簡易調査票」の利用例

　ここで「病気」と「健康」の概念を考えてみましょう。「病気」を治したからといって「健康」になるわけではありません。単に病気ではなくなっただけに過ぎません。「病気」を治すことを「治療」といいますが、「治療」とは病気の原因を探る病理学を基盤に、内科学や外科学、小児科学と科目にわかれてはいますが、人間の正常な状態である「生理」に近づけていく学問体系に基づいた方法論です。いくら病気を治す治療を重ねても、繰り返しても、健康にはなりません。それどころか、薬の副作用で健康水準が悪化し違う病気になってしまいます。痛み止めの飲みすぎで胃が荒れるという経験をしたことのある方も多いのではないでしょうか。

　胃がんになった場合を考えてみましょう。がん細胞で侵された胃を手術で摘出することでがん細胞を切除できたら、胃がんを治したことになります。でも、切除された分、胃が少なくなってしまうことで食後の血糖値が急上昇し気分が

悪くなるという「ダンピング症候群」が出ることもあります。確かにがんの治療には成功したとしても、健康になったかというと違います。治療だけ行うということは、ダンピング症候群でつらい現実を「がんで命を落とさなくてよかったね」という慰め言葉でかき消すということです。

このように治療の副作用で健康が蝕まれることもあります。それは精神科や心療内科の治療でも同じです。メンタル不調になった者に対して休養を与え、通院してもらい、出された薬を飲んでもらうと、確かにメンタル不調からは回復します。それはメンタル不調ではなくなったとはいえますが、心そのものが健康になったわけではありません。ストレス耐性が向上したわけでもありません。

著者も日本精神神経学会で何種類もの投薬を重ねるという「多剤併用」を問題視したことがあります。1種類のベンゾジアゼピン系薬剤という不安を鎮める効果がある薬だけでも、脱力感や運動失調を来たし転んでしまったり、日中の眠気にて仕事中にミスをして取り返しのつかない事故を招きかねません。著者の経験例では、日中の眠気で業務効率が落ちていると上司から相談を受けたことがあります。確認すると毎日8種類13錠を飲まされていました。処方されている薬のなかには「半減期」という体内での濃度が半分に減り、体内での効果がほぼ消失するのに10時間という長い時間がかかり、不安を抑える効果が持続するため、抗不安薬というよりは睡眠薬としての効果を狙って出される「ロルメタゼパム」というベンゾジアゼピン系薬剤が含まれていました。

それだけではありません。朝には抗不安効果が6時間という「エチゾラム」というベンゾジアゼピン系薬剤を飲む指示になっていました。この「エチゾラム」は睡眠薬にも使われる抗不安薬です。前日の22時に「ロルメタゼパム」を飲んだとします。朝の8時までは効果が続いています。朝の8時に「エチゾラム」を飲むと、単純計算になりますが昼の2時までは眠気が続くことになります。つまりは日中、眠くならないほうがおかしいです。

「健康」を増進すると「病気」に罹りにくくなります。そして「健康」を増進するには、治療と異なった栄養学や運動生理学体系に基づいた方法が必要になります。本書の3章で紹介した心の健康増進方法を実践すると、心の病気になりにくくなります。病気の診断ができるように、健康度の診断もできます。それは心の健康度でも同じで、心の健康度を測定する尺度も開発されています。その尺度として、幸福、達成感、使命、満足、やりがいといった概念があり、それらについても測定や解釈が可能になり、それらを取り扱う「ポジティブ心理

学」という学問体系までもあることは第2章で紹介したとおりです。就労環境を測定対象とした尺度もあります。それが「職業性ストレス簡易調査票」を基盤とした「新職業性ストレス簡易調査票」です。この「新職業性ストレス簡易調査票」はhttps://mental.m.u-tokyo.ac.jp/jstress/よりダウンロードが可能です。

「新職業性ストレス簡易調査票」は、現行の57項目の「職業性ストレス簡易調査票」に追加して使用します。「標準版」だと63項目が追加され全120項目の調査票になります。「推奨尺度セット短縮版」だと23項目が追加され全80項目になります。この「新職業性ストレス簡易調査票」では、仕事の負担に関する尺度を拡張して情緒的負担や役割葛藤が測定できるようになったと同時に、仕事の資源に関する尺度として、作業レベル（仕事の意義、役割明確さ、成長の機会など）、部署レベル（仕事の報酬、上司のリーダーシップなど）、事業場レベル（経営層との信頼関係、人事評価の公正さ、個人の尊重など）を追加し、職場におけるポジティブなメンタルヘルス対策および情緒的負担・葛藤を評価することにより、職場環境要因をより広く測定できます。また労働者の仕事へのポジティブな関わり（ワーク・エンゲイジメント）、同僚との互いの信頼感や協働関係、職場の一体感（職場のソーシャルキャピタル）、職場のハラスメントも測定可能です。

「新職業性ストレス簡易調査票」は、組織レベル（事業場や部署）での評価を主目的としています。「新職業性ストレス簡易調査票」からのフィードバック様式は、現在のところ組織レベル用（事業場や部署別集計）のみが作成されています。その結果については2010年時点での全国の標準データとの比較評価のみが可能です。

この「新職業性ストレス簡易調査票」をストレスチェック制度での質問票として実際、提供しているところも複数、確認されています。著者の関係する「日本職業性ストレスチェック実施センター」もその一つです。

① 「ワーク・エンゲイジメント」とは

ワーク・エンゲイジメントとは仕事にやりがいを感じ、熱心に取り組み、仕事から活力を得ていきいきしている状態を指します。心身が健康で活力にあふれ、仕事に積極的に関与できると、生産性は高まります。「熱意」を持って仕事をしているため、やりがいやわくわく感があふれ、「没頭」というように仕事に熱心に取り組む態度を示し、楽しく仕事に取り組めるのでいきいきと仕事をするという「活力」に満ちた状況を示します。そのためには、産業保健部門と人

事労務部門とが協働し、部署単位から労働者が働きやすくなる支援(例:リチーミングという人間関係改善、適性に応じた適正な業務配分、管理職のコーチングスキルを向上させたチームマネジメント力向上、会社としてのキャリア・コンサルティング力の増強等)の提供や具現化が求められています。

②「健康いきいき職場」づくりとは

　労働者のメンタルヘルス不調の新しい1次予防対策として「健康いきいき職場」づくりが始まっています。「健康いきいき職場」づくりでは、健康の保持・増進に加えて労働者のいきいき、職場の一体感の増進を目標に加え、組織資源を高める対策を実施することで、職場におけるポジティブなメンタルヘルスを実現しようとする活動です。「健康いきいき職場」づくりはこれまでの職場のメンタルヘルス対策に置き換わるものではありませんが、これを補完し拡充するものとして期待されています。「健康いきいき職場」づくりは、図表24のよう

図表24　健康いきいき職場モデル(東京大学川上憲人教授による)

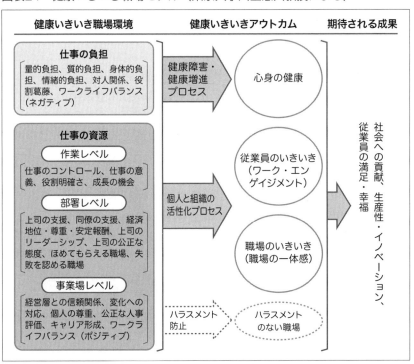

な「健康いきいき職場」モデルにしたがって推進されます。「新職業性ストレス簡易調査票」をこのモデルに記載された職場環境要因やアウトカムを測定できるように作成されています。

「健康いきいき職場」づくりにより、仕事の負担の軽減や仕事の資源の推進が労働者の健康や満足、幸福に貢献するだけではなく、企業・組織の生産性、業価値の向上や持続的発展へ寄与することが期待されています。

(4) 労働生産性尺度の利用例

労働生産性を高く維持し、もしくは上げることは重要な経営課題です。労働者の不健康状態は欠勤や「プレゼンティイズム」と呼ばれるパフォーマンス低下と強く関係しています。労働者の健康度と労働生産性との関係性の調査はアメリカの医療保険会社であるAetna社でも2003年からと開始されてからまだ日が浅いです。Integrated Benefits Institute による「Workforce Health and Productivity」というアメリカの複数企業における労働生産性に関する調査報告書によると、管理職の支援、社内の健康文化、福利厚生制度の充実さが生産性と関係していることがわかったとしています。

建設機械や鉱業機械、ディーゼルエンジン、天然ガスエンジンなどを製造するキャタピラー社では、帰属度と生産性とは強い相関があることが判明したため、帰属度を高める投資を行ったところ、労働者に対する健康投資により、医療費の増加率を8年にわたって1％以下で抑えられることにまで成功しています。

トラベラーズチェックとクレジットカードの発行会社であるアメリカンエクスプレス社の場合は、労働者の健康への気配り・心配りこそが、高い生産性を育むという理解がなされています。

アメリカ合衆国ミシガン州ミッドランドに本拠を置く世界最大級の化学メーカーであるダウ・ケミカル社では、労働者の健康度向上にて900万ドルの生産性向上効果が得られたことから、労働者の健康度向上は経営上の最重要課題との認識がなされています。

使用されている尺度ですが、計量心理学的に信頼性や妥当性が検証され、かつ主観要素を極力排除した労働生産性が測定できる尺度としては「Work Limitations Questionnarire（WLQ）」が知られており、その日本語版「WLQ-J」は株式会社損害保険ジャパンにより開発されています。

日本でも、この「WLQ-J」を用いた労働生産性に基づいた検討が始まってお

り、本多らの226名を対象とした検討が第88回日本産業衛生学会で発表され、そこでは、自覚症状項目数のみが業務生産性の低下と有意な関連性が確認されています。自覚症状が多い群では、時間管理能力や仕事の成果が低下していました。特に整形外科症状や眼症状を訴える者の業務生産性低下の割合が高いため、これらの症状を訴える者が出た場合には、軽減するような作業環境の改善推進が、生産性向上に寄与しえると期待されていました。また、喫煙者と身体活動低下との関連も示唆されていました。さらに、同会では井田らによると、20～35歳の一般労働者男性では対人スキルを高める支援が、同女性では自己受容や行動変容を促す支援がストレス耐性を向上しえると発表されていました。

(5)職場環境のソフト面（心理的・制度的側面）の快適化

　職場が快適であるためには、作業環境、作業方法等のハード面の快適化が欠かせません。しかし、近年、職場の人間関係や仕事のやりがい等の職場環境のソフト面に関するさまざまな問題が生じています。このようなソフト面の課題を早期に発見し対応することによって、職場で働く人々はより快適に働くことができます。

　職場環境のソフト面の現状や課題を的確に把握し、改善に役立てるための調査票「快適職場調査（ソフト面）」が国の委託調査研究により開発されています。

　快適職場調査（ソフト面）は、従業員と管理者（人事・労務担当者、ライン管理者など）が、35問の簡単な質問票にそれぞれ回答し、結果を集計することにより、職場環境のソフト面の7つの領域（キャリア形成、人材育成、人間関係、仕事の裁量性、処遇、社会との繋がり、休暇・福利厚生、労働負荷）について、従業員側の意識と管理者（事業場）側の意識およびその違いを調べ把握できるようになっています。これにより、人事労務管理、キャリア形成・開発、メンタルヘルスなど職場のソフト面のさまざまな問題を見つけ、改善に結びつけることが可能となります。快適職場調査（ソフト面）は公表されており自由に利用することができます（図表25）。

図表25　働きやすい職場づくりのための快適職場調査（ソフト面）

下記の設問について、該当すると思う個所に○を付けてください。		全くあてはまる	どちらかといえばあてはまる	どちらともいえない	どちらかといえばあてはまらない	全くあてはまらない
領域1						
1	意欲を引き出したり、キャリア形成に役立つ教育が行われている。	5	4	3	2	1
2	若いうちから将来の進路を考えて人事管理が行われている。	5	4	3	2	1
3	グループや個人ごとに、教育・訓練の目標が明確にされている。	5	4	3	2	1
4	この職場では、誰でも必要なときに必要な教育・訓練がうけられる。	5	4	3	2	1
5	この職場では、従業員を育てることが大切だと考えられている。	5	4	3	2	1
○を付けた点数を合計し、合計点を5で割り小数点第1位まで記入してください。		領域1	合計	点÷5＝		点
領域2						
6	上司は、仕事に困ったときに頼りになる。	5	4	3	2	1
7	上司は、部下の状況に理解を示してくれる。	5	4	3	2	1
8	上司や同僚と気軽に話ができる。	5	4	3	2	1
9	この職場では、上司と部下が気兼ねのない関係にある。	5	4	3	2	1
10	上司は、仕事がうまく行くように配慮や手助けをしてくれる。	5	4	3	2	1
○を付けた点数を合計し、合計点を5で割り小数点第1位まで記入してください。		領域2	合計	点÷5＝		点
領域3						
11	自分の新しいアイデアで仕事を進めることができる。	5	4	3	2	1
12	仕事の目標を自分で立て、自由裁量で進めることができる。	5	4	3	2	1
13	自分のやり方と責任で仕事ができる。	5	4	3	2	1
14	仕事の計画、決定、進め方を自分で決めることができる。	5	4	3	2	1
15	自分の好きなペースで仕事ができる。	5	4	3	2	1
○を付けた点数を合計し、合計点を5で割り小数点第1位まで記入してください。		領域3	合計	点÷5＝		点
領域4						
16	世間的に見劣りしない給料がもらえる。	5	4	3	2	1
17	働きに見合った給料がもらえる。	5	4	3	2	1

18	地位に合った報酬を得ている。	5	4	3	2	1
19	給料の決め方は、公平である。	5	4	3	2	1
20	この会社の経営は、うまくいっている。	5	4	3	2	1

○を付けた点数を合計し、合計点を5で割り小数点第1位まで記入してください。　　領域4　合計　　　点÷5＝　　　点

領域5

21	自分の仕事は、よりよい社会を築くのに役立っている。	5	4	3	2	1
22	自分の仕事が、社会と繋がっていることを実感できる。	5	4	3	2	1
23	自分の仕事は、世間から高い評価を得ている。	5	4	3	2	1
24	自分の仕事に関連することが、新聞やテレビによくでる。	5	4	3	2	1
25	今の職場やこの仕事にかかわる一員であることに、誇りに思っている。	5	4	3	2	1

○を付けた点数を合計し、合計点を5で割り小数点第1位まで記入してください。　　領域5　合計　　　点÷5＝　　　点

領域6

26	この職場には、世間よりも長い夏期休暇や年次休暇がある。	5	4	3	2	1
27	この職場では、産休、育児休暇、介護休暇がとりやすい。	5	4	3	2	1
28	この職場では、年次有給休暇を取りやすい制度や雰囲気がある。	5	4	3	2	1
29	この職場には、心や身体の健康相談にのってくれる専門スタッフがいる。	5	4	3	2	1
30	心や身体の健康相談のために、社外の医療機関などを気軽に利用できる。	5	4	3	2	1

○を付けた点数を合計し、合計点を5で割り小数点第1位まで記入してください。　　領域6　合計　　　点÷5＝　　　点

領域7

31	仕事はいつも時間内に処理できる。	5	4	3	2	1
32	全体として仕事の量と質は、適当だと思う。	5	4	3	2	1
33	残業、休日、休暇を含めていまの労働は適当だと思う。	5	4	3	2	1
34	翌日までに仕事の疲れを残すことはない。	5	4	3	2	1
35	家に仕事を持ち帰ったことはめったにない。	5	4	3	2	1

○を付けた点数を合計し、合計点を5で割り小数点第1位まで記入してください。　　領域7　合計　　　点÷5＝　　　点

領域1～領域7の合計点を合計した数を35で割り小数点第1位まで記入してください。　　総合計　　　点÷35＝　　　点

※中央労働災害防止協会（http://www.jisha.or.jp/kaiteki/soft/）より

13　専門職活用例

(1)社会保険労務士による助成金申請

　3章のコラムで紹介した「『ストレスチェック』実施促進のための助成金」を使うと従業員数50人未満規模の事業所でも一人あたり500円までのストレスチェック実施支援が得られます。助成内容や要件は年々変化します。労務管理の専門誌を定期購読していたとしても見落とす場合もありましょう。最新の助成金情報を把握かつ申請支援を担ってくれる専門職として社会保険労務士が位置付けられています。知っているか、知らないかで大きく違います。

(2)労働紛争解決に長けた社会保険労務士や弁護士の活用

　元々の日本人の特性としては、「メランコリー親和型」という几帳面、仕事熱心、我慢強く、不平不満を口にせず、過剰に規範的であることから過重労働をいとわず寡黙に打ち込む姿勢があることが知られています。例えば平成24年度の厚生労働省「労働者健康状況調査」では過去6カ月間（平成24年5月1日から同年10月31日までの期間。以下同じ）に1カ月あたり時間外・休日労働が100時間を超える労働者が出たにも関わらず医師による面接指導を実施しなかった事業所の理由のうち最多の内容は、「労働者からの申出がなかったから」が56％にも上っています。

　そんな中、ストレスチェック制度で使われる質問票が、57項目であろうと23項目であろうと、「職業性ストレス簡易調査票」を使う場合でも、医師による面接指導を行うのは高ストレス者であって、医師による面接指導を希望する労働者だけです。

　この「職業性ストレス簡易調査票」ですが、「心身のストレス反応」の直接要因としては「仕事のストレス要因」のみです。間接要因としては「周囲のサポート」しか把握していません。家族や家庭背景、個人の性格傾向や価値観、就労への動機といった要因は見事なくらい削ぎ落されています。すなわち、仕事とストレス反応が直結して判断されがちな尺度です。

　そしてその尺度はストレスチェックを受ける前から公開されているため、意図的に回答を操作し得る脆弱性があります。尺度内容を把握した上で、医師の面接を"わざわざ"希望したりする労働者が出てくることが想定できます。これらの者のなかには、前述の我慢強い日本人が持ち合わせた「メランコリー親

和型」とは異なる、「ディスティミア親和型」もしくは「外罰型」と呼ばれている特徴を持つ人々が多く含まれると著者は想定しています。

　メランコリー親和型とディスティミア親和型の神庭重信による分類は図表26の通りです。ディスティミア親和型うつ病は、従来の抑うつ障碍よりは軽症で、抑うつ障碍の概念が広がったため抑うつ障碍の範疇に入れられることもある概念です。価値観が多様化する環境のなかで、個性尊重といわれながら育てられ、型にはまらないことが尊重され、自身の個性に価値を見出すような教育を受けてきた生育背景があります。思春期に社会に矛盾を感じることもなく、克己勉励することもなく何となく就職し社会に出ることが可能な時代になっています。

　しかし、現実社会には規範や企業内部のしきたり、作法、マナー、仕事にはノルマがあります。生育背景とはうってかわった状況に対すると、がんじがらめのたちはだかる壁のように認識されてしまうのでしょう。心に対して大きなストレス要因となり得ます。これらのストレスに耐えられなくなった結果、現代型の抑うつ障碍であるディスティミア親和型の抑うつ障碍が生じるに至ったと考えられます。

　このような特性を持つ人々の多くは仕事熱心ではなく、秩序を否定し、「やる気が出ない理由は五月病だから」というように自分は悪くなく（自己愛といいます。仔細は6章で記述）、他人が悪いというように他罰的傾向を示し周囲を非難します。病気についてもネットを通じて研究しており、自ら「○○のせいでうつ病になった！○○という薬と2週間の休養がほしい」と医師の前で堂々と主張し診断書と休職を要求してきます。

　さらに、あろうことか容易に労働基準監督署に通報し、弁護士を通じて訴訟という手に打って出てきます。このようにディスティミア親和型の抑うつ障碍は、労働問題を簡単に招きます。精神病理が解る医師はただでさえ少数なのに、労働法まで学んだ医師は3桁もいたら良い方です。したがって著者は、労働紛争解決に長けた社会保険労務士や弁護士を顧問として活用することを勧めています。

　全国社会保険労務士会連合会のホームページによると、「厚生労働大臣が定める研修を修了」し、『「紛争解決手続代理業務試験」に合格』した後に、その旨を連合会に備える社会保険労務士名簿に付記した社会保険労務士であれば、「特定社会保険労務士」と名乗ることができるだけではなく、以下の個別労働関係紛争の円満な解決の手伝いをすることができます。

図表26　メランコリー親和型とディスティミア親和型の分類

	メランコリー親和型	ディスティミア親和型
年齢層	中高年層（1970年以前出生？）	青年層（1970年以降出生？）
関連する気質	執着気質 メランコリー性格	逃避型抑うつと甘え・ヒステリー 未熟型うつ病
病前性格	社会的役割・規範への愛着 規範に対して好意的で同一化 秩序を愛し、配慮的で几帳面 基本的に仕事熱心	自己自身への愛着 規範に対しストレスであると抵抗 秩序への否定的感情 私は偉い、その気になればできると思う もともと仕事熱心ではない 一獲千金を狙う
うつの症状の特徴	焦燥と抑制 疲弊と罪悪感（申し訳なさ） 完遂しかねない熟慮した自殺 （他人に迷惑をかけず死ぬ）	不完全と倦怠 回避と他者への非難 衝動的な自傷 軽やかな自殺企図 （他人の迷惑を気にしない自殺）
治療関係	初期にはうつ病の診断に抵抗する その後は、 うつ病の経験から新たな認知 「無理しない生き方」を身につけ 新たな役割意識となる	初期からうつ病の診断に協力的 その後も、 うつ病状の存在に終始しがち 「うつ文脈」からの離脱が困難
薬物への反応	多くは良好 （病み終える）	多くは部分的効果にとどまる

・個別労働関係紛争について厚生労働大臣が指定する団体が行う裁判外紛争解決手続の代理（紛争価額が120万円を超える事件は弁護士の共同受任が必要）
・個別労働関係紛争解決促進法に基づき都道府県労働局が行うあっせんの手続の代理
・男女雇用機会均等法、育児・介護休業法およびパートタイム労働法に基づき都道府県労働局が行う調停の手続の代理
・個別労働関係紛争について都道府県労働委員会が行うあっせんの手続の代理
・上記代理業務には、依頼者の紛争の相手方との和解のための交渉・和解契約の締結の代理を含む

以上のような経験を多数積んだ特定社会保険労務士を実際に顧問として迎え、予防訴訟の観点から労働環境の整備を勧めている企業も多く出ています。

(3)「オープンダイアローグ」の導入

　フィンランドの西ラップランド地方にあるケロプダス病院で開発された「オープンダイアローグ」の応用が始まっています。オープンダイアローグとは、依頼があったら「24時間以内」に「専門家チーム」が出向き、患者・家族・関係者をまじえて、状態が改善するまで、ただ「対話」をするだけです。それだけなのに投薬が第一選択ではなくて済むにまで至るという驚くべき治癒率をほこり、専門職間の垣根や差をも凌駕する効果が確認されてきています。

　今回のストレスチェック制度にて、ストレスチェックの実施者を医師以外の精神保健福祉士も担当し得るようになりました。しかしながら、元々厚生労働省が主管している国家資格であり、労務管理の専門家である社会保険労務士や、2015年に法制化されたキャリアコンサルタントの定義はマニュアルにさえありませんでした。著者はこの問題を是正したく、かつオープンダイアローグに精神保健医療福祉の新しい可能性を見たため、"問題は、問題と思った者が解決しない限り、問題のまま"との教えを旨に、上記のような「よろず相談所」的な取り組みを進めてきました。参考になるサイトは最後にまとめています。今後も、一人ひとりが、公共の福利に適う範囲で、その特性や個性、思いや理念・理想に向けて、いきいきと働ける職場環境や社会の形成ができるように、日々、提供するサービスの切磋琢磨を続けていく所存です。

第4章

ストレスチェック制度を踏まえた
2次予防（早期発見・早期対応）

　ストレスチェック制度は、1次予防（健康増進）を主眼としてはいますが、高ストレス者と区分された労働者のなかには、「心の病」を患うにまで至っている場合がありましょう。そもそもストレスチェック制度が構築された背景には自殺防止がありました。しかし、実際の制度では、高ストレス者というハイリスクな労働者のみ医師による面接指導を希望することが可能であり、高ストレス者でない労働者に対して、会社は医師による面接指導を提供する義務はありません。また、高ストレス者と区分されていなくても、ストレスチェック受検の際に虚偽報告をしてしまうと見逃すという「偽陰性」の可能性もあります。さらに、いくら高ストレス者と区分されたとしても、労働者が希望をしなければ医師による面接制度を通じた支援を無駄に終わります。

　ここではいかに医師による面接制度を受けてもらうかの工夫や、受けない労働者にはどのような支援を提供することで、自殺という最悪な事象を招かないですむようにするのかという方法を記載します。

1　医師による面接指導への繋げ方

⑴面接指導の持つ効果

「高ストレス」と判断された労働者が、面接指導を希望することだけでも、その心理背景（心裡）には以下があることから、ストレス耐性（ストレス要因への抵抗力）を高める効果が期待できます。

①ストレス反応が高く出ていることへの理解と受容
②一人で抱え込むのではなく、解消しようという前向きな行動の選択（自分自身の未来は、現在の選択にかかっていることの理解と、それを背景にした良い行動の選択をしている）

以上は、良い対処行動（専門用語でストレスコーピングといいます）と捉えられます。

医師による面接指導を選択した労働者がつらさを訴え、そのつらさに対して面接する医師が、積極的傾聴や受容といった心理手法を提供する対応を執ると、面接に臨んだ労働者は「自分のつらい体験には聴いてもらうだけの価値がある」という自信を取り戻し、そして自身の抱えるつらさに対して共感してもらえたと感じることで安心感を覚え、抱えていたストレスは軽減もしくは解消されます。さらには「安心して話せる環境が用意された」と会社側の対応に満足感を覚えた結果、帰属意識が高まることが期待されます。

⑵面接指導に携わる医師の資質とその判別方法について

ストレスを扱うことから、精神科医や心療内科医が、面接指導に長けていると思う方がほとんどではないでしょうか。でも、腰痛が職場で多く発生しているからといって、整形外科医に産業医を任せてきたでしょうか。交通事故が多く発生しているからといって、救命救急医に予防をお願いするでしょうか。治療と予防とは別体系です。精神疾患だからといって、何か特別のことと誤解されていませんでしょうか。そして、このストレスチェック制度自体、精神疾患の診断や治療を行うことを主眼としてはいません。

また、第3章で指摘したように、高ストレス者は限界がある職業性ストレス簡易調査票を元に判断が行われます。そして高ストレスだと労働者が認識する原因には、仕事だけが挙げられるわけではありません。高ストレスだと労働者が認識している本当の理由には、家族関係や生い立ち、知能や知性といった要

素も大きく左右しています。それなのに、精神科医や心療内科医のうち相手を「患者」という位置づけしかできない医師を連れてきたらどうなるでしょうか。前章で紹介した「ディスティミア親和型」の特性を持つ労働者への対応をここで確認してみましょう。

　面接希望をしてきた労働者が、"上司のパワハラのせいで、体調を崩した"と訴えたとします。その精神科医や心療内科医は労働者との間で、主治医―患者関係を構築することになります。すなわち、労働者の言い分が全て正しく、心身が不調になった理由は全てその上司のパワハラのせいであり、その上司をのさばらせている会社の、そもそもの労働衛生に対する見識や意識に問題がある！というように短絡的な結論を出す医師が出かねません。

　このように企業は全て害悪だとみなすような（専門用語では「共依存」といいます）対応を執る専門職は何も精神科医等だけではありません。保健師や臨床心理士、そして産業カウンセラーのなかにいてもおかしくはありません。著者の経験例では自身を「先生」と呼ばせ、どうしようもない労働者の上に君臨し、労働者をそそのかしては企業に付け入っていた産業カウンセラーがいました。日本労働安全衛生コンサルタント会の研修会では、似たような臨床心理士に困っているという相談を講師に寄せてきたコンサルタントがいました。

　面接希望を出してきた労働者が、職場不適応になっていることは、本人の申告どおり、ある意味事実かもしれません。でも、職場不適応になった理由はその労働者が述べる内容通りではない可能性があります。例えば妄想の場合もあります。誤解に基づく間違った解釈の場合もあります。たまにしか来ない専門職だからと、なかには虚偽申告する場合もあります。

　このように、労働者側の問題のみを「患者」として診るような、そして「共依存」しがちな精神科医や心療内科医に面接医や産業医をさせてはいけません。きちんと現場側の問題点まで把握するという公平な視点を持つ医師にさせる必要があります。企業側からの視点を考えてみましょう。その労働者は仕事に没頭できていないだけではありません。成果を挙げてもらえていない状況にまで至っていては企業にとって不幸です。こういった個別事情は、すでに企業側で把握している場合もありましょうし、上司がうすうす気がついている場合もあります。それらの情報を人事労務担当者は丁寧に集約しておきましょう。そしてそれらを考慮するかどうかでその医師が公平な視点を持つかどうかが判別できます。上司側から収集すべき情報である「高ストレス者調査票（上司記入

用)」は113ページで紹介します。

　産業医の選任義務がない50人未満の事業場で面接指導を行う場合には、第3章のコラムで紹介した助成金を活用しながら、例えば産業保健総合支援センターや地域産業保健センターを利用してみてはいかがでしょうか。

(3)遠隔地への面接指導について

　面接指導は直接対面によって行うことが望ましいですが、情報通信機器（テレビ電話）を用いて面接指導を行う方法もあります。

　情報通信機器を利用する場合について、通達（平成27年9月15日　基発0915第5号）は以下の要件を定めています。

（1）事業者側から、面接指導を実施する医師に対し、面接指導を受ける労働者に関する労働時間等の勤務の状況および作業環境等に関する情報を提供しなければなりません。

（2）面接医は以下のいずれかである必要があります。

①対象労働者が所属する事業場の産業医である。

②契約（雇用契約を含む）により、少なくとも過去1年以上の期間にわたって、対象労働者が所属する事業場の労働者の日常的な健康管理に関する業務を担当している。

③過去1年以内に、対象労働者が所属する事業場を巡視したことがある。

④過去1年以内に、当該労働者に直接対面により指導等を実施したことがある。

　以上により産業医か、1年以上前から契約がある医師以外では実施してはいけないことになりました。

（3）面接指導に用いる情報通信機器は以下の3要件を満たす必要があります。

①面接指導を行う医師と労働者とが相互に表情、顔色、声、しぐさ等を確認できるものであって、映像と音声の送受信が常時安定しかつ円滑であること。なお、映像を伴わない電話による面接指導の実施は認められない。

②情報セキュリティ（外部への情報漏洩の防止や外部からの不正アクセスの防止）が確保されること。

③労働者が面接指導を受ける際の情報通信機器の操作が、複雑、難解なものでなく、容易に利用できること。

（4）情報通信機器を用いた面接指導の実施方法に関して満足すべき条件は以下の2つです。

①情報通信機器を用いた面接指導の実施方法について、衛生委員会等で調査審議を行った上で、事前に労働者に周知していること。
②情報通信機器を用いて実施する場合は、面接指導の内容が第三者に知られることがないような環境を整備するなど、労働者のプライバシーに配慮していること。
(5) 情報通信機器を用いた面接指導において、医師が緊急に対応すべき徴候等を把握した場合に、労働者が面接指導を受けている事業場その他の場所の近隣の医師等と連携して対応したり、その事業場にいる産業保健スタッフが対応する等の緊急時対応体制が整備されている必要があります。

⑷ 面接指導を行う時間帯や所要時間

原則として就業時間内に設定しましょう。日時の設定については、曜日や時間帯は面接指導を受けやすいよう、柔軟に対応することが望まれます。

就業時間内に面接指導を受ける際には、上司から、快く送り出してもらうような支援があると良いでしょう。

しかし、なかには、就業時間内だと、「高ストレス者」と区分されたことを会社側に知られることになるからと面接指導を断る方も出る場合もあります。就業時間外での対応も考慮しておくと良いでしょう。

所要時間の参考になるものとして、「長時間労働者への医師による面接指導制度」にて、労働者が面接指導を希望してきた場合の時間が挙げられます。安全衛生委員会の決定結果から、企業が杓子定規に"月あたりの超過労働時間が80時間を越えるものは全てが必要"と決めているような場合には、一人あたり15分の面談でも十分だったでしょう。なぜなら、月あたり80時間も超過して働けるような方は、心身ともに頑強な方が多いものです。しかし、なかには、さまざまな生育背景や、複雑な会社に対する思い、そして自分や周囲に対する不全感を抱えた場合も少なからず存在します。そのような場合には、15分どころでは医師による背景把握は終わらず、労働者も不満を抱えたままで終わっていたのではないでしょうか。背景把握と評価、そして対応を考慮するのには60分は必要です。今般のストレスチェック制度でも、面談指導を希望する方々は、「高ストレス」に加え、本人固有の苦悩が背景にあるものと想定されますので、丁寧にその苦悩を汲み取り、望ましい対応を導出する必要があります。したがって、一人あたり、60分は要するものと想定しておく必要があるものと考え

ます。

　心身の不調が強い場合には、専門機関へ通院するよう指示が出されたり、通院しやすいように紹介状が発行されたりする場合もあります。紹介状が発行される場合には、記載にかかる時間分（10～20分）、面接が延伸となることを前提に、次の面接対象者の来場時刻の割り振りが求められます。

(5)医師による面接指導に向けての準備

　「身体化」といいますが、ストレスによる負担が高血圧や不整脈のように健康診断で把握可能な体調への変化として顕れている場合もありますので、定期健診結果も面接医が確認できるように準備しておきましょう。

　さらに、面接対象者の所属する部署に関する集団分析結果があると、その部署の職場環境の実際が把握可能です。

　面接対象者の労働時間や業務の内容、上司や管理職から当該労働者に関する勤務状況、労働時間、勤怠表、ストレス要因となり得る職場の人間関係やここ1年の間にあった業務や職務・役割の変化、同僚からの支援状況についても面接医に伝えましょう。その際には、109ページで触れたように図表27の用紙を使うことが把握の助けになります。

(6)面接医が確認する内容と対応

　面接医により会社側から提示された勤務状況を踏まえ、より仔細な人間関係や業務内容と、それらに対する労働者の気持ちが確認されます。積極的傾聴による面談者への受容に加え、「アサーション」という自分の気持ちを、相手を傷つけずに表明する方法を提案したり、「対人関係療法」という、人付き合いに伴う齟齬の解消を通じたりして気持ちを落ち着かせる効果のある専門的治療体系による支援が提供されることもあります。また、"離陸し上昇するには向かい風が伴うもの"や"凧は風が強いほど高くあがる"といった、ストレス耐性を高める保健指導が行われることもあります。

　それらの支援では不足している場合には、"うつ病"を始めとしたスクリーニング検査や、さらなる問診を通じて不調が心身におよんでいないのかが確認されます。継続的な医学的支援や医療が必要と判断された場合には、前者の場合には産業保健スタッフによる継続的支援の対象となります。後者の場合には、外部医療機関での専門的診査と必要に応じた加療という流れに乗るよう、通院

図表27　高ストレス者調査票（上司記入用）

高ストレス者調査票（上司記入用）

　当調査票は、貴職の部下における高ストレス状況の背景を精確に把握するための基礎資料として活用させてもらいます。仔細をご回答賜れますよう、お願い致します。

対象者（部課）	部署		氏名	
記入者（上司）	役職		氏名	

1．勤務状況
　月80時間以上の時間外労働が発生している。（はい・いいえ）
　※「はい」と答えた場合は①～③に、「いいえ」と答えた場合は③にご記入下さい。

　　①その発生理由について（例：季節変動、人員変化）

　　②今後の時間外労働が終了する目処について

　　③職場内の業務に偏りが出ないよう平準化へ取り組まれていましたら、その内容について

2．職場の人間関係（課題があれば、簡単な組織図を裏面に添付下さい）

3．労働者の就業状況（勤怠への影響や体調の変化等。問題があった場合いつ頃からでどのような対応をとったか）

4．労働者の職務遂行能力や業務進達度、職務への取り組みや熱意について

5．以下の行動があったら、括弧内に○をつけるとともに、その内容の仔細について
①（　）身なりや雰囲気の変化
②（　）会話量や会話内容の変化
③（　）独り言、一人笑い
④（　）場にそぐわない言動
⑤（　）対人関係でのトラブル＜社内外問わず＞
⑥（　）職場での孤立

の指示や、さらには紹介状の交付が行われる場合もあります。

　仕事が原因で心身に影響が出ているものと捉えられた場合で、上記のような心理療法や加療では根本解決にならないと判じられる場合には、面接医は本人の同意を得て、企業側に以下のような改善に向けた意見を社内産業保健スタッフを含めた会社側に検討してもらうために述べることになります。

①上司と問題点の共有や確認…職場巡視を通じた職場環境の把握や改善方法の検討

②コミュニケーションギャップの解消…人事担当者や社内産業保健スタッフを仲介とした労働者と上司もしくは同僚間の齟齬を解消

③就労支援…職場内での業務量や内容の平準化を通じた業務量調整、属人性の見直し、一時的な上司による支援、一定期間の労働時間や休日労働の制限

④職務内容の変更や別部署への異動…人事部門による労働者の適性評価や、受け入れ部門の受け入れ体制の検討

　大切なことなので再度記載したいことがあります。面接医が企業側に上記のいずれを伝えるにしても、「本人の同意」を得ることが必要とされていることです。労働者から同意を得るのを面倒だと考えるような面接医からは、きちんとした改善に向けた意見が得られないことになります。また④の異動だと、いわゆる"隣の芝は青く見える"よろしく、労働者の理解と実際とは大きく異なる場合があったり、新たな人間関係を改めて構築していく負担が新たなストレス要因となったりして、かえって体調を悪化させる場合もあるため、面接医は労働者と十分話し合うような慎重な対応が必要となります。

　きちんとした面接医は、今回のストレスチェック制度法制化で参入し新聞広告等で契約先を多く集めたような営利が先に来る企業とは契約していないものです。したがって、改めてストレスチェックを外部に委託する際には注意が必要です。そのような新規参入業者と契約した企業においては面接医をストレスチェック請負業者任せにするのではなく、労働者とよく話し合ってくれるような熱心さがあるのかどうか確認する必要があります。

2　ストレスチェック実施後の面接指導

(1)ストレスチェック結果の事業者への提供に関する同意取得方法

　ストレスチェックの結果は、受検者の同意がない限り事業者は取得してはな

りませんでした。事業者への提供に対する同意の取得はストレスチェック実施前や実施する職業性ストレス簡易調査票を通じてではなく、ストレスチェックの結果を伝えた後に取得することが可能です。①～④の4つの方法が「ストレスチェック指針」にて定められています。

① 実施者または実施事務従事者がストレスチェックの結果を本人に通知する際に、「高ストレス者」かつ医師による面接指導対象と判断されたことを伝えた上で面接指導を受けるように勧めながら個別に取得する。webを介して実施する際には、結果通知画面上に、

> □ストレスチェック結果を事業者へ開示することに同意します

といったチェックボックスを作っておき、チェックを入れた方がわかる仕組みにしておくと良いでしょう

② ストレスチェックの結果を本人に通知後、しばらくたってから実施者が封書または電子メールにて状況確認をし、面接申出とともにストレスチェック結果の事業者への開示を勧める

③ 面接申出がなされていない労働者を事業者から抽出してもらい、その者に対して実施者または実施事務従事者が面接申出とともにストレスチェック結果の事業者への開示を勧める

④ 医師による面接指導希望者はストレスチェック結果の事業者への提供に同意したものとみなす

　事業者が受検者に対して医師による面接指導を勧めることは、面接指導が必要であるという情報を事業者に伝えて構わないと、同意がある労働者に対して、申出の強要や、申出を行わない労働者への不利益取扱いに繋がらない限りにおいて可能です。同意は受検者個々から取得したことを示すために、書面または電磁的記録をとり、かつ5年は事業者が保存する必要があります。実施者は同意が得られたからといって、事業者に調査表原票の結果全てを提供する必要はありません。

　マニュアルでは、上記④の面接指導の申出をもって同意とみなす取扱いをする場合が、トラブルが少ないとしています。面接指導の勧奨と同時に、面接指導の申出をもってストレスチェックの結果の通知の同意とみなす文書例は巻末資料9のとおりです。

　「高ストレス者」に伝える内容には、高ストレスだからといってそれ自体が、

必ずしも心身の健康障害を意味するわけではないことや、個々の状況にあったセルフケア方法、面接を受ける意義も紹介するとさらに良いです。

　面接指導の対象とされた者については、面接を希望する場合、その申出窓口を紹介する必要があります。また、面接指導を申し出た場合には、ストレスチェック結果を事業者に提供することに同意したものとみなす規定を定めた企業であればその旨を、面接指導の結果、必要がある場合は就業支援（時間外労働の制限や業務内容変更等）の対象となる場合もあること、面接指導を申し出たからといって不利益に扱われることは法律上、禁止されていること、面接指導の費用負担は無用だという説明を加えておきましょう。

(2)面接指導を申出しやすい環境づくり

　医師による面接指導の申出は労働者の任意です。ただ、ストレスへの気づきという「一次予防」の有用性を確保するためには、面接指導が必要と判断された労働者が、面接指導を申し出やすいような環境づくりが大切です。事業者に結果を通知されることに抵抗を感じたり、いきなり医師による面接指導を受けることは敷居が高いと感じる労働者は少なくありません。

　そこで以下のような対応が重要になります。

①わかりやすい制度説明

　図表を使ったストレスチェック制度の説明、面接指導の有用性、個人情報保護規定の説明、ストレスチェック結果が伝えられる場合の検査結果の解説によって、安心感を持って参加してもらうようにしましょう。

②手続きの簡素化と秘匿化

　希望者は、簡単に面接指導の申出ができるよう、かつ、申し込み手続きは周囲の者に知られることなく完了できるよう、電話や社内便よりは実施者と実施事務従事者だけが閲覧可能な電子メールを活用することが望まれます。なお、面談時には当該者は職場を離れる必要があります。面接日前に実施者または実施事務従事者は、上司に医師による面接指導が予定されていることの説明と、当日は面接に赴きやすいよう配慮するよう伝えておきましょう。

③メンタルヘルス教育

　日頃からメンタルヘルスに関する正しい知識を労働者に持ってもらうような支援を会社が行っていると、労働者からの医師による面接指導の申出の割合を高めるだけではなく、周囲の理解や支援も得やすくなる効果が出ることが知ら

れています。実施者や面接指導を行う医師が健康教育を担うなど、"スキンシップ"を重ねる機会を設けておくと良いでしょう。
④社内相談窓口の設置
　相談窓口を用意することは、会社側からしたら高ストレス者を放置しないこと、労働者側からしたらストレスチェック結果を会社側に知られることない、いわば自発的相談ができるようになることに繋がります。このような社内相談窓口の設置は労使双方にとってメリットがあります。相談役として嘱託産業医との契約ではコストがかかると捉えられる場合には、精神保健福祉士や保健師、キャリアコンサルタントといった有資格者との契約を考慮すると良いでしょう。

(3)面接指導の勧奨文書例（「マニュアル」を元に著者改変）
　面接指導の勧奨を行う文書の例は巻末資料10のとおりです。

3　医師からの意見聴取と就業上の措置

(1)医師による意見聴取と就業上の措置
　事業者は面接医による面接指導が行われた後、遅滞なくその面接医から意見を聴取する必要があります（労働安全衛生規則52条の19）。そしてストレスチェック指針にあるように、面接医から出された意見に対して企業は図表28の対応を執る必要があるのかの判断を行う必要が出てきます。
　面接した医師の意見を踏まえ、図表28のような就業場所や業務内容の変更、時間外労働や勤務時間の短縮、深夜業の回数の減少といった就労支援を行う場合の注意点としては、その医師の意見を（安全）衛生委員会または労働時間等設定改善委員会へ報告することに加え、指針に以下の対応を行う必要があるとされています。
①事前にその労働者の意見を聴き、十分に話し合って、その労働者の了解を得るよう努める（※著者注：最終的に得られなくても就労制限という名の就労支援を提供することは可能です。なぜなら、"安全第一"というように、民法の大原則や安衛法第4条から労働者の権利よりも事業者の義務の方が優先されるからです。そもそも医師による面接の対象になったのは高ストレス者であると区分された背景があります。高いストレスに曝露させ続けていることを面接医も企業も危険であると考えるに至ったのであれば、就労支援を提供しなければ最悪、自殺にまで至りかねません）

図表28　面接医の意見を踏まえ検討すべき就業上の措置の内容

就業区分		就業上の措置の内容
区分	内容	
通常勤務	通常の勤務で良いもの	―
就業制限	勤務に制限を加える必要のあるもの	メンタルヘルス不調を未然に防止するため、労働時間の短縮、出張の制限、時間外労働の制限、労働負荷の制限、作業の転換、就業場所の変更、深夜業の回数の減少又は昼間勤務への転換等の措置を講じる。
要休業	勤務を休む必要のあるもの	療養等のため、休暇又は休職等により一定期間勤務させない措置を講じる。

②労働者に対する不利益な取扱いに繋げてはならない
③労働者の意見を聴く場合には、産業医の同席を求めても良い（※著者注：求めなくても良い）
④事業者は、産業医や産業保健スタッフと連携するのみならず、健康管理部門や人事労務管理部門の連携にも十分留意する必要がある
⑤労働者の勤務する職場の管理監督者（上司）の理解を得ることは不可欠なため、就業上の措置の目的や内容について説明を行う必要がある
⑥上司の理解を得る際には、プライバシーに配慮しなければならない
⑦就労支援を提供した後、ストレス状態の改善が認められた場合には、産業医の意見を聴いた上で、元通りの勤務に戻す必要がある

　特に⑦は定期健診や長時間労働者に対する医師による面接指導制度実施後の就労支援には見られない規定です。そもそもこのストレスチェック制度は1次予防を目的としています。すなわち本人のストレスへの気づきと職場環境の改善が目的にあります。後述する職場ごとの集団分析の結果を元にした職場環境改善を推進して欲しいとの思いが込められているものと解釈が可能です。
　上記の指針などをもとに注意点をまとめると以下のようになります。
・事業者が就業上の措置（就労支援）を行う場合には、あらかじめその労働者の意見を聴き、十分な話し合いを行って、その労働者の了解が得られるよう努める必要があります。そしてその労働者の不利益な取扱いに繋がることを

第4章　ストレスチェック制度を踏まえた2次予防（早期発見・早期対応）

してはいけません
・就労支援にてストレス状態の改善が見られた場合には、産業医の意見を聴いた上で、元通りの勤務に戻す必要があります
・緊急に就業上の措置を行わなければならないときには、可能な限り速やかに行わなければなりません

(2)面接医以外からの意見聴取

　面接指導を実施した医師が、その事業場の産業医ではない場合には、労働者の勤務状況や職場環境など、事業場の特徴を把握していないこともあるでしょう。その際には、面接指導を実施した医師の意見に加え、産業医からの意見を聴くことは可能です。

　例えば地方の支店や営業所のように、その事業場の規模が50人未満であるため産業医が選任されていない一方、本社には産業医が選任さている企業は多くあるでしょう。その場合、医師による面接指導を実施する医師の役を会社側としては「本社の産業医に出張させて担わせるのではなく、地元の外部機関の医師に面接指導を任せたい。しかし意見は本社の産業医に聴きたい」と考えたくなるものでしょう。面接指導を実施する医師は、事業場外の精神科医や心療内科医である場合など、選任されている産業医で以外の医師が担っている場合には、労働者の勤務状況や職場環境を十分に把握しているとは限りません。

　前述したように面接医のなかには面接指導する労働者を、"患者"のように感じてしまった場合には、中立公平な客観的立場の、かつ労使双方がwin-winになるような意見ではなく、患者寄りの立場に立脚した一方的な意見を述べる場合があり得ます。

　そして「ディスティミア親和型」という性質を持つ労働者である場合には、企業が本人のために良かれと思って提供している、例えば資質を向上させることが可能な技能習得の場に対しても、「ハラスメントではないか」という誤解を抱く場合もあり得ました。そのような場合には面接医が労働者の話を鵜呑みにし、安易に配置転換を会社側に求めてくることになり得ます。そのような場合に対応するため、マニュアルでは選任している産業医からも、面接指導を実施した医師の意見を踏まえた意見を聴くことを認めています。

　意見の内容は就業上の措置だけではなく、必要に応じて作業環境管理、作業管理、健康管理の徹底や、労働者向けや管理職向けの健康教育、過重労働対策

やメンタルヘルスケア体制の確立など、労働安全衛生管理体制の見直しに繋がる内容も含まれることが望ましいとされています。契約している産業医のこれら労働衛生における経験が心もとない場合には、産業精神保健に造詣の深い労働衛生コンサルタントに第三者的立場からの意見を求めるようことで対処可能です。

　むろん、日頃から会社内でのメンタルヘルス水準を高めるべく積極的な人的資源への投資を行う等、会社側からの主体的な対応があれば、影響の拡散を防止できます。

　なお、職場環境の改善に関する意見は、人事労務管理に関するものが多いでしょう。その場合には、人事労務担当者や上司とも連携して対応することが重要です。

　もし、上司によるハラスメントのように、職場の人間関係に問題がある場合には、プライバシーへの配慮とともに人事労務担当者と連携した慎重な対応が必要となります。

(3)**面接指導の結果と保存**

　面接指導を実施した医師から「高ストレス」と判断された労働者の就労を支援するような意見を述べてもらう場合には、「面接指導結果報告書及び事後措置に係る意見書」のような報告書を用いると良いとマニュアルではされています。この報告者記録は５年間の保存義務が事業者側に課せられています。

(4)**後段の備え**

　地方の支店や営業所のように、その事業場の規模が50人未満であるため産業医が選任されていない一方、本社には産業医が選任されている企業の場合、(2)とは逆の場合も想定しておく必要があります。地域によってはメンタルヘルスに長けた医師を確保しづらい制約があるからです。なかには、医師による面接指導を１件あたり６万円に設定し、元から契約している心理職による補足的面談（１件２万4000円）に需要が流れるように設計している業者も確認されています。株式会社coreeによる補足的面談は１件4000円からというなかです。そのような業者と契約をして後悔した企業のなかには、本社の産業医にICTを使って面接指導を担わせる企業も出てきています。産業医が面接医を担うので、企業側からしたら利便性が高いです。ただし、本社の産業医に全国津々

浦々の医療事情にまで精通していることを願うのは無理な願いです。著者も例外ではありません。

ICTによる面接指導にて、医療が必要だと判断したとします。医療機関を紹介しづらいことから、紹介状を記載したとしても本人のもとに届くまでの間にタイムラグがどうしても生じてしまいます。ターミナル駅に"コンビニチェーン"化したメンタル特化型クリニックが、それも複数ある首都圏とは違い、地域によっては精神科や心療内科の看板を掲げる医療機関が少ないという問題があるからです。また、心療内科の駐車場に車を停めていたことがその地域の噂の種になるような、閉鎖的・排他的地域では、隣町に通院するような配慮をしなければならない場合もあります。

厚生労働省の「特定保健指導価格調査の実施と結果について」によると、特定保健指導で「積極的支援」と区分された社員一人あたりに請求されている特定保健指導の平均価格は3万7413円でした。この平均価格やさまざまな配慮も必要であるということを考えると、医師による面接指導が1件6万円も要することは自然な話なのかもしれません。

ともあれ、地方社員を本社の産業医がICTを使って面接指導をする場合には、医療機関の確保に難渋することが想定されます。確保までの間、勤務軽減を行うとともに、ICTを使ったオンラインカウンセリングという療養を提供するような"後段の備え"があると安心感は違ってきます。

4　管理職が確認可能な変化サインの把握（Gauge）

管理職は日々、従業員と顔を合わせる機会がある最前線に立っています。従業員と日々接する状況にあるので、軽微なレベルから、従業員の変調を把握（gauge）しやすい立場にいることになります。

そこで図表29に把握可能な変調をまとめます。

こういったサインがみられる背景にあるメンタル不調の代表が"うつ病"と呼ばれる抑うつ障碍です。ストレスの多い現代社会、誰でも罹り得る病気です。ストレスによる脳の疲れが、土日祝日のような休日を経ても回復することがなく、月曜以降、疲れがたまった脳に対して新たなストレスが降りかかることを想像してください。これらが続くと、こなすべき仕事・家事・勉強の量に対して、処理量が追い付かず、ますますストレスが加わり、いよいよいつかは破た

んに至りかねないということ、ご理解できるでしょう。

そこでメンタル不調の代表である「抑うつ障碍」を例にどのような症状が出るのか、次に把握してみましょう（図表30）。

★をつけた症状には"最低2週間以上"という条件があります。米国精神学会が決めたうつ病の診断基準ではそれらが1カ月以上続くと、「抑うつ障碍」という、つまりはうつ病だと診断できます。

うつ病について、「インフルエンザに罹ったときのような体の重さ、鈍さ、思い通りのなさ、意欲ゼロ感、寝込んでいたい感が連日連夜続くようなものだ"と述べた方がいました。これらの症状が最低2週間、実際には1カ月も、しかも毎日のように、かつ朝から寝ている間まで1日中続くことを想像してみましょう。そんなに苦しいと、将来に希望も展望も持てなくなり、明日、生きていくことさえもつらく、死んでしまいたい！と思いたくなる気持ちが理解できるでしょう。

図表29　上司や同僚が気づくことができる脳や神経の疲れのサイン

□笑顔が見られなくなり、表情がこわばる。
□視線を合わせることがなく、伏し目がちになる。
□遅刻や早退がみられるようになる。
□身だしなみに使わなくなり、美容衛生面がルーズになる（化粧していなかったり、何日も同じシャツを着続けるため体臭でわかる）。
□休日に楽しみにしていた趣味をしなくなる。
□イライラしがちで、ちょっとしたことでも腹をたてるようになる。
□新聞や定期購読雑誌を読まなくなる。
□家事がはかどらないようで、家が散らかっていることが多くなる。
□"眠い""疲れた"とよく言っている。
□"食欲がない""砂を噛むようだ"と言う。
□声をかけると"心配ない""大丈夫だ"と、か弱い声で答えるので、かえって心配が募る。
□"休むと、かえって仕事がたまる""私がやらないと、誰もやってくれない"と、心配をよそに、無理に出勤しようとする。
□無断欠勤する。

図表30 『うつ病』の症状

<抑うつ気分>
●気分が落ち込む
★毎日のように、ほとんど一日中憂うつな気分が続いている
●悲しい気持ちになる
●自分に希望が持てなくなり、いなくなってしまいたい
●自分は価値がない人間だと思う、自分が悪い・自分の責任だと罪の意識を感じる
●仕事・家事・勉強などに集中できない、あるいは決断や判断が難しいと感じる
●この世から消えてしまいたい…死ねばよかったと考えてしまう
<不安・焦燥感>
●いつもなんとなく不安（理由のない不安感が持ち上がる）
●居てもたってもいられない（理由がない焦りの気持ちが湧きあがる）
<意欲の低下>
★これまでは楽しかったことが楽しめなくなり、興味が持てない
●友人や家族と話すのも面倒で、話していてもつまらない
●洗顔や着替え、食事といった基本的なこともするのがおっくう
●新聞・雑誌を読む気がしない、テレビを見る気がしない
<睡眠の乱れ>
●夜、寝付けない、夜中に目が覚めてしまう
●朝、目覚ましよりも早く目が覚める
●寝た気がしない、寝すぎる
<食欲の低下または増加>
●食欲がない
●何を食べてもおいしくない
●ダイエットをしているわけでもないのに、体重が１か月で数キロも減った、または逆に食欲が増して体重が増えた
<疲労・倦怠感>
●からだがだるい
●ひどく疲れる、疲れやすい
●からだが重い
●からだがいうことをきかない
<ホルモン系の異常>
●月経不順

●性欲低下
●勃起障害
＜からだの症状＞
●頭痛、肩こり、腰痛、背中の痛みなど、ざまざまな部位が痛む
●便秘または下痢しがち
●心臓がドキドキしたり、息苦しくなったり、のどが渇く

第5章

「心の病」に対する3次予防（リワーク）

　メンタル不調により休職を余儀なくされた労働者が、堅実かつ安全に仕事に戻りやすくする工夫を紹介します。再発防止になるだけではなく、メンタル不調にもなりにくくなります。

1　労働者の通院支援（Guide）

(1)通院先の確保

　病気に罹った労働者は外出することさえつらく、病院に行くことさえおっくうに感じている状況です。産業医がいたら、対応を相談してください。いない場合、通院させようと電話してもすぐに予約がとれる医療機関は少数です。予約なしに通院した場合、その日のうちにすぐ診てくれないクリニックさえあります。したがって図表29の「把握できる特徴」が出た段階で精神科医に通院してもらうような環境を整備する必要があります。

　候補先の探し方としては内閣府の「こころの健康相談統一ダイヤル」（0570-064-556）に相談する方法もあります。

　その日のうちに診てくれる場合でも何時間も待たされるのは当たり前です。平成26年10月の厚生労働省「患者調査」による「抑うつ性障碍」の総患者数は111万人にも上っています。統合失調症、統合失調症型障碍および妄想性障碍は77万人です。対して、精神科医は約1万4000名しかいません。しかも精神科医が対象としている病気はうつ病だけではありません。認知症、依存症、自殺未遂者……精神科医が向き合っている現実の大変さはおわかりになると思います。

　そんななかでも、早めに予約をとっておけば通院先の確保は可能です。むろん、どのようなところでも良いわけではありません。良薬は口に苦しといいますが、それすらもしない精神科医の存在が日本医師会雑誌でも精神神経学会誌でも問題視されていました。

　そこで安心できる候補として、「うつ病リワーク研究会」（http://www.utsu-rework.org/）会員施設が挙げられます。就労と療養との調和をはかってくれる医師や医療機関が参加しているからです。

(2)体調の確認と記録

　何日も出社できないような状況において実施を検討すべき記録です。図表29「把握できる特徴」のうち、図表31のような定量化しやすい内容が認められていたら、それらがいつから、どのように出現したかを記録してください。

　数値で定量化された内容を根拠に、上司や人事労務担当者は主治医やご家族に、「会社として、労働者の体調を心配していて、無理に仕事をさせられる状況にない」ということを精確に伝えられるようになります。

図表31　出現時期と何回起きたかを記録しておくべき特徴

```
□仕事の能率低下
□増えた仕事のミス
□イライラしがちで、ちょっとしたことでも腹をたてている状況
□決断力低下
□悪い方に考えたり、捉える傾向
□自分を責めたり、他人に責任転嫁しがちになった実際
□仕事中の居眠り
□整容不足
□遅刻や早退しがちな現実
□新聞や社内回覧雑誌、書類の停滞
□机の上や作業場の散乱
□"眠い""疲れた"といった発言に代表される意欲の低下
□声をかけると"心配ない""大丈夫だ"と、か弱い声で答えるので、かえって
　心配に募らせている現実
□"休むと、かえって仕事がたまる""私がやらないと、誰もやってくれない"
　と、心配をよそに、無理に出勤しようとする困った状況
□無断欠勤
```

(3) 目配り・気配り・心配り

　相手がメンタル不調だと「自分の仕事が増えてしまう！」と見て見ぬふりをしたり、繁忙期だと無理を承知で働かせたりすることもあるでしょう。確かに現代社会はただでさえストレスばかり。人々の生き方・価値観・仕事のスタイルも千差万別ななか、メンタル不調には気づきにくかったり、面と向かって指摘することははばかれたりするかもしれません。

　しかし、メンタル不調だからと言って難しく考える必要はありません。管理職としての基本を忘れずに、就業規則や労働法規に基づいた職場のルールや社内秩序に沿って問題ある行動に対処することで十分です。急な判断が求められる場合には、これまでに培ってきた"社会常識"に従えば良いのです。

(4) 報連相

　組織としての判断が必要な場合があるので、労働者、上司、管理監督者、人事労務担当者、衛生委員、保健師、産業医、顧問の特定社会保険労務士、顧問

の弁護士らと対応を協議するようにしましょう。決して発生したことをトップマネジメントに対して隠さないようにしましょう。また問題を軽々しく扱うと、メンタル不調者や、場合によっては自身の人生にまで影響がおよびます。

(5)相談先の確保

普段からメンタルヘルス対応に長けた産業医、労働衛生コンサルタントや特定社会保険労務士、労務問題に長けた弁護士といった専門家で、かつ相談しやすく信頼できるプロとのパイプを太くしておきましょう。信頼できる相談先があることは、メンタル不調者対応に追われることになる管理職や人事担当者自身のこころの安定に繋がります。

(6)本人との面談

勤怠への影響が、就業規則（社内勤労規定等）に触れるレベルに到達した場合には、本人と本人が希望する場所にて、上長と人事労務担当者は協働で面談を実施する必要があります。就業規則に触れるレベルとは、
・連続5営業日以上の欠勤
・残存有給休暇がなくなり、つまりは減給扱いになる勤怠状況
・周囲への悪影響（社内秩序が崩れる）
などとなります。

①面談前に準備すること

面談前に準備する事項を記載します。

図表31の内容をまとめておいてください。定量化しやすい内容とは、仕事中の居眠り回数、遅刻・欠勤日数、それらの月あたりの頻度の推移（悪化程度がわかります）のことです。

年次有給休暇の残りや休職可能な期間を確認・把握するとともに、体調を崩した背景で思い当たることはないものか、同僚、上司、顧客から情報を収集しましょう。健康診断の結果も忘れてはなりません。体調を崩す主な背景には、図表32の状況や役割の変化があります。

上司や管理職から職場での状況や背景が把握できたら、時系列に沿ってA4の用紙1～2枚程度にまとめてみましょう。勤怠表も別途、整理しておきましょう。

人事労務担当者が上司や管理職から把握する際の資料例は図表33のとおりです。

図表32　心身の不調をきたすきっかけとなる出来事（例）

仕事に関すること	失敗、失注、昇進、降格、転勤、転籍、出向、労働時間の変化、勤務時間帯の変化、海外赴任、単身赴任、ハラスメント、退職、失業、定年
家族に関すること	子供の進学、子供の就職、子供の独立、子供の結婚、家庭内不和、介護、親戚付き合い、親族とのトラブル、養子縁組
健康に関すること	からだの病気（脳血管障害、感染症、甲状腺機能異常）、がん、月経、妊娠、出産、流産、死産、閉経、事故、薬の副作用
結婚に関すること	失恋、婚約、結婚、離婚、浮気、不貞
金銭に関すること	ギャンブル、借金、相続問題、税金問題、貧困
状況の変化	引越し、近隣住居の再開発、旅行、会社の統廃合、経済環境、
喪失体験	家族の不幸、近親者との死別・離別、病気
その他	詐欺等犯罪の被害、近所付き合いでのトラブル

図表33　面談前に上司・管理職に職場の状況を確認する際の資料（例）

　以下、貴職の部下における健康影響を精確に把握するための基礎資料として活用させてもらいます。仔細をご回答賜れますよう、お願い致します。
1．業務状況、残業状況と、残業が発生した場合の理由について（例：季節変動、人員変化）
2．残業発生の理由が突発的な業務への対応の場合、その業務内容、対策と対策が完了する目処
3．職場内の業務に偏りが出ないよう、平準化へ取り組んでいるとしたら、その内容について
4．職場内の人間関係について（課題があるようであれば、簡単な組織図とともに）
5．当人の就業状況（勤怠への影響）
6．当人の職務遂行能力や業務進達度、職務への取り組みや熱意について
7．以下の行動があれば□にチェックをつけるとともに、その内容の仔細について書いてください
　　□身なりや雰囲気の変化
　　□会話量や会話内容の変化
　　□独り言、一人笑い
　　□場にそぐわない言動
　　□対人関係でのトラブル
　　□職場での孤立

②面談時の留意事項は"聴き役に徹する"

　日頃から円滑なコミュニケーションが取れていたら、自然な形で、事前準備で把握した点に関して踏み込んで状況を把握することが可能になります。そうではなく事務連絡だけしかしていない場合には、労働者に唐突に呼び出されたという印象を与えてしまいます。普段からのコミュニケーション機会確保が大切といえます。

　面接開始時の趣旨説明は、本人の仕事上で困っていることを踏まえ、より良い職場環境を整えたいという内容が良いでしょう。面談時には真正面から向き合うのではなく、45度の位置になるように座ります。そうすることで圧迫感を与えることを避けられます。また、相手が異性の場合には、異性の他の管理職にも立ち会ってもらいましょう。

　面談では聴き役に徹底してください。具体的には、「積極的傾聴法」という技法にまでなっていますが、相手の言った言葉を「おうむ返し」にする方法が考えられます。積極的に聞き役に徹してください。おうむ返しとは、以下のようなものです。

　本人「夜眠れないのです」
　おうむ「夜眠れないのですか」
　本人「眠れないから朝、会社にいくのがつらいです」
　おうむ「眠れないから、朝、会社にいくのがつらいのですね」

　面接時には穏やかかつ冷静に、そして公正無私な態度で接してください。「上司に呼び出されて、いわれのないことで詰問された」というように、悪いように受け取られては、信頼関係にも支障が生じます。思いやりや理解を示ししつつも、同調し過ぎてはなりません。互いの立場忘れないようにしながら、本人の気持ちや思い、解釈の中から、事実を探る気持ちで聴いてみましょう。

③上司がメンタル不調の原因であった場合

　管理職自身が部下のメンタル不調の原因である場合もあります。人間同士ですし、相性の合う・合わないはあることでしょう。その場合には面接を別の方に担ってもらいましょう。産業医や保健師がいない場合には衛生管理者、以前の職場の上司や同じ会社で働いている出身校の先輩が候補になります。

④聴き上手は癒し上手

　"産業カウンセラー資格を持っていないから面接なんて無理！"としり込みする必要はありません。英語で、表現することを"Express"といいます。プレス

を外へ出すというのが原義です。相手の話を上手に聴くだけで頭のなかにたまっているもやもやとしたものが言語化され、そして頭の中は整理されすっきりしてくるのです。

　このことを「カタルシス効果」といいますが、それだけで治療効果が得られます。メンタル不調者からしたら、「自身のつらさを解ってもらえた」という連帯感を感じる場合もあります。

⑤本人が通院していたら

　通院しているからといって解決したと思ってはいけません。どんな症状がきっかけで通院し始めたのか、確認しましょう。次にはどの診療科（内科、心療内科、精神科等）で、どんな診断を元にどのような治療をどの位の期間、受けているのか確認してみてください。

　そして、休職制度があるのであれば、その根拠である就業規則を示しながら、"休職の必要性について主治医はどう述べているのか"を確認してみてください。休職制度があることすら主治医に伝えていない場合もあるので、その際には、"今度、一緒に通院して、どのような支援をしたら良いのか伺いたい"と、同伴通院を持ちかけてください。

(7)通院指示の出し方

①同伴通院をする前に

　まず一通り、本人からの話を聴くのが先です。つらいことを吐き出させないと、新たなアイデアは頭に入りません。話を聴き、状況に対して理解を示した後で、数値で定量化された上記内容を根拠に、管理者や人事労務担当者は「体調のことを心配している。無理に仕事をさせようとは思っていない」と心配している気持ちを本人に伝えてください。

　次に、通院提案した上で本人に体調不良を改善する方法を考慮・選択してもらうようにしてください。本人もメンタル不調だと理解している場合には話が早いですが、かたくなに否定する場合もあります。その場合には勤怠にまで影響が出ている根拠を元に「遅刻や欠勤の原因が病気なら、その病気を治すことが大切だよね。君に原因があるわけではなく病気が悪いのに、君が悪いという評価を下さざるを得なくなることは君にとっても、私にとっても良いことではない。それを避けようではないか」と説明し通院するよう提案しましょう。

　一般的に通院を促しやすくする言葉かけは以下になります。

・一緒についていくから
・医者から、"心配ない"と言ってもらったら、あなたも、みんなも、安心するよ

　以上のような声掛けをしながら、一緒に通院（同伴通院といいます）をしてください。

　うつ病になると判断力や決断力が低下します。調子が悪くても、決められた日時に通院できるよう、支援をしてください。具体的には、通院の日にはあらかじめタクシーを手配しておくといった、早め早めの支援を提供することになります。

②同伴通院のメリットとは

　同伴通院のメリットの一つは病気で落ちてしまった考える力や表現力を補えることです。

　いつから、どんな症状が出ているのかを整理するのがつらかったり、特定の症状に敏感になったり、逆に鈍感になっている症状については主治医に伝えられません。同伴者がいると、それらをより客観的に伝えることが可能です。

　二つ目は治療内容や方針、回復に要する期間を正確に把握しておくことで、理解力が低下した本人の支援が可能になります。どのような支援が必要なのか、適切なアドバイスが得られます。

　三つ目は通院しづらさの解消です。うつ病に罹った労働者は、行き慣れていない道を歩くだけでも不安になります。待合室で一人、待っているだけでも心細くなります。本当に治るのだろうかといったおそれが、心を苦しめます。そういうときの支えになれるのです。

　メリットの最後としては、医師からの治療内容を、より良いものにする場合があります。何しろ忙しい外来の中、医師は限られた診察時間において判断を下さないといけません。労働者本人からの断面写真的な情報だけではなく、家族や会社からのより多い情報があった方が、医師は状況をより的確に確認できます。このように主治医側の苦労をも解消できるメリットがあるのです。

　なお、メンタル不調の治療は長期戦です。支援者が多い程、一人当たりの負担は少なくなります。

③再面談

　２週間待っても受診していなければ再度面談すると同時に、家族や親戚、友人、知人からも交渉してもらう時期に入ります。なぜなら、勤怠に影響が出る状況が続くと、勤務評価が悪くなるばかりか、周囲の同僚や顧客にも悪影響が

波及しかねません。

　家族等に連絡する前に本人の了解が取れたら良いのですが、正常な判断力が低下している場合もあります。この場合、連絡をためらう必要はありません。最も恐ろしいのは自殺（自死）リスクが顕在化することです。あとあと家族から、「なぜもっと早く知らせてくれなかったのだ！」と詰問される目にあわないためにも躊躇せず緊急連絡先に連絡を入れるようにしましょう。

(8) 家族等との協議方法
① 前提
　家族や親戚、友人、知人（以下、家族等）との協議は電話ではなく、きちんと直接会って図表29の「把握可能な変調」のうち、職場で把握している状況や事実を伝えてください。

　その際に気をつけることは産業医に相談していない限り"病気が疑われるので"という話はしないことです。病気かどうかを判断するのは医師にしかできません。できないのにしてしまうと、"病人扱いされた！"との不信感を与え、あとに"しこり"を残してしまう場合があるからです。

　家族等が頼りにならない場合には市区町村の精神保健担当窓口や地域の産業保健推進センターが相談先になります。

② 家族等に指揮者になってもらう
　本人が"通院したくない"、または"会社に行くのもおっくうだ"と言っていて埒が明かない場合でも、日常生活の実際はどんな状況なのか、客観的に把握してもらうため、図表34の「生活記録表」を家族等につけ始めてもらうよう提案しましょう。

　そして通院時に、本人が通院できなかったとしても、生活記録表を家族等から主治医に提示することで、どのようにして、本人を病院に連れてきたら良いのか、知恵を借りることが可能になります。

　生活記録表は、毎日その日の体調、気分、熟睡度、食欲といった項目について、一番良いときをプラス10、一番悪いときをマイナス10として記録してもらいましょう。

(9) 休職指示の出し方—療養に専念させる外形を形成する—
　"引き継ぎが必要だ""周りに迷惑をかけるわけにはいかない""戻る場所がな

図表34 家族等に記載してもらう「生活記録表」

生活記録表

　　　　　　　　　　　　　　　　年　　月　　日

	月	火	水	木	金	土	日
0：00							
1：00							
2：00							
3：00							
4：00							
5：00							
6：00							
7：00							
8：00							
9：00							
10：00							
11：00							
12：00							
13：00							
14：00							
15：00							
16：00							
17：00							
18：00							
19：00							
20：00							
21：00							
22：00							
23：00							
体　調 気　分 熟睡度 食　欲							

くなっては困る"といった理由で、仕事を続けようとする方がいます。

　確かにある程度の引き継ぎをさせる配慮は、療養に専念してもらうために必要ですが、それはあくまで引き継ぎであって、1日もあれば終えられるでしょう。引き継ぎは1日で済む程度で終える必要があります。何しろ体調や病状を悪化させない支援が必要な状況なのです。ずるずると業務遂行に固執することが続くのであれば、強制的に、業務と決別させる必要が出てきます。

　このような場合には、就業規則に照らし合わせて休職命令を出せるよう、「休職命令書」を用意しましょう。専門用語では「病者の役割」と言いますが、きちんと病気と向き合わせ、そして主治医に言われたことを厳守の上、一日でも早く従前の仕事に復帰し業務を遂行し続けられるように体調を回復される義務を負うことができるのは、本人以外にできる話ではありません。

　本人が面談に向かうことの可能な体調であれば、本人の自宅近くの喫茶店で状況も確認してみましょう。難しければ、面談前に図表33などを使い整理した書類を元に家族等と相談する機会を設けてください。その際には残りの有給休暇期間と休職制度の説明を行いながら「休職命令書」を渡すようにしましょう。

　本人が一人暮らしをしていて、家族が地方在住の場合には、まずは電話で本人の状況を伝え、早めにご家族にも、同伴通院してもらい、家族の元で療養することを提案してください。その際には、会社としても同伴通院可能だと提案してください。

　同伴通院できた際には、面談前に整理した書類と健康診断結果を主治医に渡すとともに、会社の休職制度を説明してください。その際には、主治医に、「会社としては、先生が最善と思う方法を本人に提供してください。長く療養することになろうとも、それが結果的には、治療効果を高め、確実かつ着実な回復に繋がるものと期待しているからです」と述べてください。

　本人が一人暮らしのときには、家族の元での療養を主治医にも希望してください。医師からすると、うつ病の治療で要する休職期間は3カ月から半年は普通のことで、長ければ1年2年の単位になるのも珍しくはないという感覚がありますが、勤め人には、その間隔の長さは普通ではありません。治療効果を高めるためにも、さらには万が一を防止するためにも、ご家族の支援を確保してください。

2　休職後の支援

⑴休職から1カ月経過時の状況

休職に入って1カ月もしてくると「生活安定期前期」といい、以下のように休養や投薬治療、カウンセリングの効果が出てきます。
- インフルエンザに罹って寝込んでいるような体の重さ、だるさはまだ残る
- 寝る時間、起きる時間が一定化し、食欲も出てくる
- 寝られることで落ち着きを取り戻してくる
- テレビがついていたら、何となく見られる
- 早ければ、くすりの効果が見え出す人もいるが、仕事やつらい出来事を思い出すと、まだ突然ドキドキしたり息苦しくなったり、気が遠のく感じがしたり、めまい・ふらつきを感じたり、頭痛や顔のほてり、冷や汗、手足のしびれ、腹痛、下痢といった色々な体の不調症状が出てしまう
- 同居の家族以外、誰とも会いたくない

以下では人事担当者がこの間にできる支援について説明します。

①診断書や傷病手当金の申請書確認

休職期間中、治療に切れ目が出ないよう診断書が提出されるのか確認しましょう。また、傷病手当金の申請書や主治医からの証明が得られているのか、手続きが実施されているのか確認しましょう。

②状況確認面接の実施

給与明細が出るタイミングが好ましいです。月に一度は、労働者かご家族と会う機会を設けて、状況を確認しあいましょう。実家に帰省して休んでいる場合には、電話で状況を確認してください。

③休・復職制度の整備状況の確認

すでに復職手続きが整備されているようであれば良いのですが、まだ整備されていないようであれば、整備をする良い機会です。復職制度の整備を依頼するに良い候補を身近な順に記載します。

○社会保険労務士

給与計算や社会保険手続きの依頼先です。

○都道府県ごとに設置されている「産業保健総合支援センター」

無料で相談に応じてくれます。電話やメール、専門家による直接相談も可能です。ただし、無料で多数の相談に対応をしている分、細かい点までの対応は

望めません。
○復職支援に長けた医師
　「プロフェッショナル産業医サービス」(http://professional-sangyoui.com)が一例です。復職支援を専門にしている医師による支援が得られます。
　上記の各種相談先は、ある程度の雛形は示してくれます。しかしあくまでも外部アドバイザー。相談する前には、休職者がどのような状況になった場合に、誰が復職可能だと認めたら復職させて良いのか、また、復帰できる状況とは具体的にどのような状況を指すのかということを事前に社内で検討しておいてください。具体的な検討事項とは以下が一例です。
・主治医だけの診断書だけで復職を認めて良いのか
・産業医がいるのであれば、産業医に復職の可否判断をお願いするのか
・産業医がいない場合、メンタルヘルスに明るい医師の意見を確認するのか
・さらには「リワーク」という専門家による復帰支援プログラムを求めるのか
　復職できる状況とは以下が一例です。
・休職者本人が復職に向けたプログラムをこなした末、復帰したいという意欲を自然に持てるようになる。それは焦燥感や金銭的緊迫感によるものではない
・休職前の業務に、所定労働時間の勤務が可能との判断を主治医に加え産業医または復職支援に長けた医師が認める
　主治医のなかには、本人の焦る気持ちを尊重するあまり、「隔日勤務や半日勤務なら就労可能」と軽減勤務を求めて来る場合があります（焦る気持ちが強い場合には、病状が芳しくないことを示している可能性があるため、医師ならばきちんと診立てられなければいけないのですが）。
　こうした診断書が出てきたときの回復度合は良くて３割程度です。３割の回復レベルに対し、いくら軽減勤務で負担を軽くしても、仕事をしながら症状を好転させることは困難です。そのような場合には、軽減勤務が３カ月、半年……とずるずる続くことも稀ではありません。そうなると、主治医の復職判定そのもののぜひまで問われてしまいます。
　主治医の判断は、それが診断書に書かれていた場合であっても、主治医として本人の気持ちの安定化を尊重した判断と意見でしかなく、強制力は伴いません。しかし、その判断に従い復職を認めた場合、その後、従業員に何らかの支障や損害が生じた場合の責任は会社側が負うことになるのです（労働契約法第５条の「安全配慮義務」）。

復職のハードルを下げることで、一旦は復職できたかにみえたからといって安心してはなりません。一定のレベルの回復があってこそ、順調な職場復帰に繋がる原則を忘れてはいけません。
　このことは厚生労働省も「心の健康問題により休業した労働者の職場復帰支援の手引き」にて、以下のように課題視している記載があります。
　「主治医による診断は、日常生活における病状の回復程度によって職場復帰の可能性を判断していることが多く、必ずしも職場で求められる業務遂行能力まで回復しているとの判断とは限りません。このため、主治医の判断と職場で必要とされる業務遂行能力の内容等について、産業医等が精査した上で採るべき対応を判断し、意見を述べることが重要です」

(2)休職者が受けている治療について
①休養
　休職者はこれ以上がんばることができないくらいに無理を重ねているか、無理が利かない体質・性格の上に無理が重なり疲れ切った状況にあります。したがって、休職者にとって無理である仕事や家事といったストレス源を避け、しっかりと休む時間をとらせることが治療の前提として大変重要になります。
②薬物療法
Ⓐ西洋薬
　"うつ病"になると、神経と神経の間の情報のやりとりを担う「セロトニン」や「ノルアドレナリン」という気分や感情に関係する神経伝達物質が足りなくなります。
　これら神経伝達物質が足りなくなると、情報伝達がうまく行われなくなるため、イライラしたり焦燥感が嵩じたり、やる気がわかなくなったり、睡眠欲さえも湧き上がらなくなってしまいます。その結果憔悴しきると「死んだ方がよっぽど楽だ」と考えるようになり、実際に自殺（自死）を選ぶようになってしまいます。
　それらを防ぐ効果が望めるのが抗うつ薬です。SSRIという「選択的セロトニン再取り込み阻害薬」や、SNRIという「選択的セロトニン・ノルアドレナリン再取り込み阻害薬」、そしてNaSSAという「ノルアドレナリン・セロトニン作動性抗うつ薬」が主たるくすりです。情報伝達に使われずに余ったセロトニンやノルアドレナリンなどの神経伝達物質は、パチンコ台のチューリップに入ら

なかったパチンコ玉が、一番下の回収口に飲み込まれるように、再吸収されてしまいます。

　これらの抗うつ薬は、その回収口を塞ぎ神経伝達物質が再吸収されるのを防ぐのです。再吸収を防いだ結果、神経伝達物質がパチンコ台に残るようになり、神経伝達物質が増えていきます。すると、打ち出すパチンコ玉が多ければ、それだけチューリップに入りやすくなるように、隣の神経に情報を伝えるようになるのです。

　ただし、抗うつ薬にも限界があります。パチンコ台の回収口を塞いでも、チューリップにパチンコ玉がすぐ入るようになるわけではないように、抗うつ薬を飲み始めたからといって、今日明日、体調が戻るわけではありません。

　多くの場合効果は２週間程度で確認され始めますが、実際に効果が出てくるのには１、２カ月かかります。また、人間の体で最も鋭敏な神経は痛覚です。回復するのは痛覚が先になるため、服用し始めには腹痛や嘔気といったつらい症状が出ることがあります。これらの症状は副作用というよりは、薬効が顕れてきたと捉えると良いのですが、そこまで患者に説明をしている精神科医は少ない現状があります。

Ⓑ漢方薬

　西洋薬がどうしても合わない場合には、漢方薬が選択候補になります。漢方薬には以下のようなものがあります。

六君子湯（りっくんしとう）：グレリンという消化を助ける体内物質を増加させ、食欲という生命力を増加させる効果があります

柴胡加龍骨牡蠣湯（さいこかりゅうこつぼれいとう）：カルシウムによる神経安定化作用から、のぼせ、抑うつや不眠、鈍重感、痛みの軽減効果が期待されています

半夏厚朴湯（はんげこうぼくとう）：「気」という体内のエネルギー循環を向上することで生命力そのものを本来あるべき姿に戻すため不眠、不安、めまい、悪心、息苦しさ、動悸を解消する効果が期待されています

加味逍遥散（かみしょうようさん）：血液の循環から自律神経の調律を行わせることから、精神安定や熟睡感を得たり、頭痛・肩こり・冷え・月経不順といった血液循環不全を解消する効果があります

補中益気湯（ほちゅうえっきとう）：「気」を補い、脾経を通じて消化力を高め、肝経を通じて自律神経の安定化をはかることで全身倦怠感を緩和し、虚弱体質を補強する効果があります

③カウンセリング

　一口にカウンセリングといっても、諸派諸説あるため、ここではうつ病の治療のみならず、再発効果もある認知行動療法と対人関係療法に絞り説明をします。

Ⓐ認知行動療法

　「認知」という物の考え方や捉え方がゆがむと、何事も悲観的、否定的・批判的に捉えてしまい本人や周囲を苦悩させてしまいます。その悲観的・否定的・批判的な物事の捉え方は、思考や考えさえも悲観的にさせ、その結果、さらに否定的・悲観的・批判的傾向が増悪してしまうというマイナススパイラルを生み出してしまいます。

　この悪い循環を断ち切るために、自身の物事の捉え方の癖や偏り具合を把握し、冷静かつ客観的に物事を捉えられるように修正する訓練を行うのが認知行動療法です。

　訓練法には「コラム法」や「セルフモニタリング法」、「イメージトレーニング法」、「ロールプレイ法」、「曝露療法」などがあります。

　「コラム法」とは、日々の行動のなかで、落ち込んだりつらいと感じたときの原因となった出来事や、結果としての感情、そして思い浮かんだ考え（自動思考）と、そう考えた理由や根拠を書き出してもらいます。さらに「その理由が本当に正しいのか？」「別の考え方はないのか？」という反証を日々実行することで、認知の歪みを修正させる方法です。

　「セルフモニタリング法」は、コラム法と似ていますが、自分の行動や気持ち、考え、思考を記録し、自己評価することで冷静かつ客観的に自分自身を理解するようになる方法です。

　「イメージトレーニング法」とは、理想的な自分をイメージし、その理想像の自分の考えや思考、執る行動のイメージを繰り返し思い描くことで、実施を容易化させる方法です。

　「ロールプレイ法」とは、自分以外の他人を演じることによって、自分の心の動きや感情、考え、行動を、他人から客観的に観察し、別の視点・別の角度から物事を捉えられるようにする方法です。

　「曝露療法」とは、難しいことを簡単な要素に分解し、その一つひとつを階段に上るように実施することで到達や克服しやすいようにする方法です。会社まで行けない場合には、まずは自宅から最寄りのコンビニエンスストアにまで

出かけてもらいます。それができるようになったら、次は駅前のスーパーにまで出かけてもらいます。さらにそれができるようになったら、次はターミナル駅前にあるデパート労働者まで、その次は会社近くの図書館まで……と延伸していくと、最終的には会社にたどり着けるようになるという方法です。うつ病の近縁疾患である不安障害（いわゆるパニック障害）の治療にも使われます。
Ⓑ対人関係療法

　私たちのストレスの原因は、対人関係がそのほとんどを占めています。対人関係療法とは、対人関係性を好転させることで、ストレスによる悪影響を低減することが可能になる治療法です。

　自己表現力を高めたり、コミュニケーション力を高めたり、「重要な他者」と言いますが、配偶者・恋人、親、親友など、その人に何かがあったら自分の情緒に最も大きな影響を与える相手との関係性を好転させ、均衡をはかることで精神状態を安定化させることが可能です。

(3)休職から２カ月経過時の状況

　休職に入って２カ月が経つ頃には「生活安定期後期」といい、以下のように休養や投薬治療、カウンセリングの効果が出てきます。
・睡眠リズムが安定してきて、日中は起きていられるようになる
・テレビや新聞を見られるようになる
・近所に散歩に出かけられる
・ただ、この頃はまだ完全に治った状態（完全寛解）ではなく、取り戻そうと無理をすると体調を崩してしまう（最近まで外出もままならない位の体調だったわけです）
・近所の人とはまだ顔を合わせたくない
・電話なら、同居以外の親族との対応ができる場合がある

(4)休職２カ月目までに構築すべき体制
①復職手続きの整備状況確認

　「働かせてみなければ本当に復帰が可能なのかわからない」と思われるのは無理もありません。だからといって復職支援をせずに解雇することも、中途半端な状況で復職を認めることも、訴訟リスクが生じます。

　前者に訴訟リスクがあることは当然で、2016年７月に運送会社の元社員が

「産業医が復帰させなかった」ことを理由に訴訟を起こしています。後者のように無理に復職を認め業務に耐えられなかった場合にも、「耐えられるような支援を提供しなかったため病状が悪化したのだ」と責任を追及されるケースはあり得ます。したがって、今一度、復職手続きが整備されているか、確認が必要です。

②復職手続きの整備が必要な理由

復職手続きを整備することは、「枠組み作り」と言います。この「枠組み」を客観的かつ合理的で社会性・透明性のあるものにし、ルールに沿った対応を会社はもちろん、労働者も協同して執ることは、治療効果を上げる効果があります。なぜなら、一番まずい対応は、中途半端な対応を執ることだからです。病状や体調は変動します。前述のように、治りきっていない中途半端な段階でも主治医は診断書に、"復帰可能"と記載してくる場合が多くあります。

そのときに非合理的で透明性がない対応を執ってしまうと、「正直者が報われない」との理解が労働者内でできてしまいます。一旦そのような理解ができてしまうと、生産性にも影響が波及しかねません。

このようなケースは、主治医が患者側からしか職場の状況を確認できなかった場合や、診察時に、患者側の言葉からしか状況を把握しなかった場合に多く生じています。本書はそうなる可能性を極力回避できる内容で構成されているものの、ゼロにはできません。そこで同伴通院をお勧めし、かつ客観的に状況を把握可能な「生活記録表」等への記載を提案しているのです。

図表35は職場復帰までのフローチャート例です。

(5) 休職から２～３カ月経過時の状況

休職に入って２～３カ月も過ぎると、「復職準備期前期」といい、以下のように社会性の回復が認められはじめます。

・午後中心だが外出が可能になる
・テレビや新聞を見られるようになる
・外出する距離や時間を一気に延伸すると、体力の回復が伴っていないため体調を崩してしまう
・趣味を再開することができる
・職場からの電話に対応できるが、少し疲れを感じる
・自室の片づけや掃除ならできる
・近所の人に会った際、隠れたり、避けることなく挨拶ができるようになる

第5章 「心の病」に対する3次予防（リワーク）

図表35　職場復帰までのフローチャート

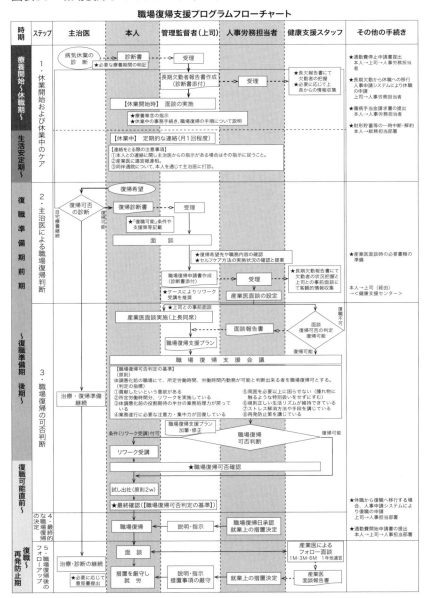

ただ、なかには躁状態になることで、一旦調子が良くなったように見える場合や、主治医によっては、早とちりして「復職可」との診断書を発行する場合が出てきます。でも忘れてはなりません。体調が良くなってきたのは事実でも、仕事をし続けられる程度まで回復してきたかどうか、誰かが確認したわけではないことを。

　「生活記録表」では午後からしか外出をしていないような状況にも関わらず主治医が「復職可」との診断書を出してきた場合には、「リワーク機関」という第三者による評価にて実際を把握する方が、公平かつ公正だと考えていることを主治医に伝えてもらうよう本人にお願いするか、同伴通院時に提案しましょう。

　なお、独立行政法人高齢・障害・求職者雇用支援機構も「職場復帰支援（リワーク支援）」プログラムを用意しています。

(6) 休職期間後半にできる支援

　会社が定める復職手続きについて、本人や家族、さらには同伴通院のときに主治医にも説明をしてください。その際には、どのような状況になれば復職を認めるのか、復職に際してどのような書類が必要なのか、復職の可否は誰が最終的に決定するのかも示してください。したがって、復職の準備期に入る前に以下のことを決定しておく必要があります。

・主治医の診断書だけで復職を認めて良いのか
・復職を決定する際に、会社側の状況をも踏まえて判断してくれる、産業医等の意見も確認するのか
・復職のために「リワーク」を受ける必要があるのか

　復職支援の目的は仕事へ戻るためにあるのではなく、仕事へ戻った後も継続して仕事し続けることにあります。そのために、この頃からは図表36のような「体調管理表」の記載を提案しています。

　これまで記載してきた「生活記録表」との大きな違いは、日常生活が安定していることを前提に、治療の上、就労し続けられるようにするためにはどうしたら良いのか、また、どのような活動をしているのかを「日報」のように振り返りながら、上手に周囲の支援が引き出せるような構成になっている点にあります。

　ちなみに、この例を記載した方は復帰成功者でかつこの「体調管理表」の初期概念の制作者でもあります。

図表36 「体調管理表」の記載例

201X／Y月／Z日（日）		QIDS-J：3点		
日中の活動		9：30　妻を送っていく。 10：00　部屋の掃除、Yシャツのアイロン掛け。 11：30　GOLFレンジで、打放し。2時間ほど練習。その後カフェで昼食。 15：00　食材購入にスーパーへ。料理素材運びで「スロートレーニング」も両立。 17：00　調理。料理が頭のトレーニングになること、実感。 18：00　夕食 19：00　犬の散歩 20：30　風呂 21：30　家族と団欒。支援してくれる家族の大切さを実感			
睡眠	起床	6：00	中途覚醒	なし	寝つきのよさ	88／100点
睡眠	就寝	22：00	目覚めの良さ	75／100点	日中の眠気	皆無
食事	食欲	十分あり　運動後お腹がぺこぺこになりたくさん食べた			
食事	朝	鶏肉の煮込み＋ご飯（胚芽米）、納豆			
食事	昼	より脂肪の少ないB定食選択　脳に良いというバナナがついていた			
食事	夕	ご飯、味噌汁、焼き魚			
運動		犬の散歩1時間　それに買出し時のエクササイズ？			
体調	87	快適この上ない。リワークが順調なのも調子のよさの原因か。			
気分	90	上々。復帰後の不安もまるでなし。			
総合	90	できなかった包丁捌きも我ながらみごとになり、料理できるようになったことで、自信がついた。これで定年後もぬれ落ち葉といわれなくてすむかも。			
コメント 家族／主治医		**決められた時刻に起きられたり、寝られたりできるようになり、安心しています。**			

※注：列アラインメントは概略。

⑺ 「リワーク」を利用するメリット

「リワーク」とは、職場復帰（return to work）のことで、高齢・障害・求職者雇用支援機構や地方自治体、そしてなかにはクリニックに併設されている場合があります。リワークプログラムを提供している医療機関の集まりである「うつ病リワーク研究会」（http://utsu-rework.org/）も組織されています。

リワークプログラムでは、毎朝、決まった場所に、決まった時刻までに通う通勤訓練や、職業能力回復訓練、うつ病の再発予防教育プログラムなどが行われます。プログラムによっては、卓球などの運動を通じた体力回復や、今後も出会うであろう困難な状況に柔軟に対応する考えや方法の獲得、そして久しぶりとなる集団生活にスムーズに溶け込むための方法の修得が組まれていたりします。

　風邪で1週間休んでいた後、仕事に戻る場合でも、いわゆる仕事の"カン"を取り戻すのには思いのほか時間を要します。それが"うつ"で数カ月も休んでいた場合にどうなるでしょうか。想像することは容易でしょう。本書では普通のメンタルクリニックの外来診察時間において提供される復帰支援方法以上の、専門的・実務的な内容を記載していますが、それでも限界があります。

　そんな中、「リワーク」施設に通うと、同じように病気と闘っている、いわば"戦友"を見つけることが可能です。そして患者会を通じて施設を卒業した"先輩"の姿を見たり話を聴いたり、自分にはできないと思っていた課題が徐々にできるようになる経験から、借り物ではない本物の自信を深めることが可能になります。

　リワークに通っていた方がおっしゃっていました。「最初は自分が先輩の話を聴く番だった。今は先輩として仕事に戻り、働き続けられていることを話せる先輩になることができて感無量だ」と。

(8) 休職から3〜4カ月経過時の状況

　この頃になると、以下のような回復が見られるようになります。
- 午前からも外出が可能になる
- テレビ視聴に加え、新聞・雑誌を最後まで読めるような集中力や理解力が戻ってくる
- 短文だが、与えられたテーマでの文書作成やメールへの返事が書ける
- 復職に向けた準備もできるようになる
- 体調を崩した背景や原因についても考えがおよぶようになる
- 趣味を再開したり、気分転換方法を見つけられたりする
- 家の掃除や洗濯ができるようになる
- 隣人との挨拶や立ち話ができる（社会性の回復）
- 同居以外の親族の来訪に対応できる（社会性の回復）

(9) 休職4カ月までに構築すべき体制

　産業医がいない場合には、復職支援に長けた医師による復帰可否の判断を得られるように準備しておきましょう。

　そして、産業医または復職支援に長けた医師から主治医に向けて「職場復帰支援に関する情報提供依頼書」（以下、「依頼書」）を出してもらえるよう準備しておきましょう。また、復職の判断をお願いする医師には、会社の就業規則や休業規定の内容を説明しておきましょう。そして、図表37のサンプルを例に、依頼書の内容や返信先を詰めておきましょう。

　体調が回復してくると、本人から「そろそろ復帰したい」との希望が出てくる場合があります。その場合に備えて、主治医に「依頼書」を渡してもらうよう本人に依頼しておいてください。「依頼書」は本人から主治医に手渡してもらうことで、本人が情報提供に同意しているという外形を与えることが可能ですが、念のため本人が同意したことを記名する欄を設けても良いと思います。

　「依頼書」を手渡しではなく郵送してもらうよう本人に依頼する場合には、返信用切手が貼付され、返信先の記載がなされた会社の封筒を渡してください。そして、返送の際にはその封筒を使ってもらうよう、クリニックの医師にお願いすることを本人に伝えてください。

　主治医は本当に繁忙です。外来診察15分枠に、6人から8人も予約が入っているクリニックさえあります。返送が後回しにされないためにも、そして「依頼書」の紛失を防ぐためにも、主治医の手間を減らすことは重要です。こうした心遣いはそれらを防止できるだけに留まりません。主治医にその労働者を復職させて欲しいという会社側の要望をより強く意識してもらうことが可能になりますし、きちんとした姿勢がある会社だということも伝わり、復職に際して主治医の協力が得られやすくなります。

　正式な職場復帰決定の前に、「試し出社制度」を設けることも厚生労働省「心の健康問題により休業した労働者の職場復帰支援の手引き」では勧められています。

　社内に復職支援に明るい保健師や産業医がいたり、もしくは復職支援に長けた医師の支援を得ることのできる会社であれば、正式な復帰の前に、2週間程度の試し出勤制度を導入しても良いと考えます。

　試し出勤とは、本当に復帰可能なのかを判断するために、休業中に本人に始業時刻までに会社に来て終業時刻にまで滞在し、終業時刻になったら帰っても

図表37　主治医宛の「職場復帰支援に関する情報提供依頼書」記載例

平成○○年○○月○○日

職場復帰支援に関する情報提供依頼書

○○○○○○病院
○○　○○先生　御机下

　　　　　　　　　　　　　　　　　　　自社で契約した医師名　㊞
　　　　　　　　　　　　　　　〒000-0000　○○県○○市○○町○○丁目○番
　　　　　　　　　　　　　　　　　　　　　　　TEL：00-0000-0000
　　　　　　　　　　　　　　　　　　　　　　　E-Mail：xxxxxx@xxx.com

　下記1の弊社従業員の職場復帰支援に際し、下記2の情報提供依頼事項について任意書式の文書により情報提供及びご意見をいただければと存じます。
　なお、いただいた情報は、本人の職場復帰を支援する目的のみに使用され、プライバシーには十分配慮しながら責任を持って小職が管理いたします。
　今後とも健康管理活動へのご理解ご協力をよろしくお願い申し上げます。

記

1　従業員
　　氏　　名　○○　○○　（　男　・　女　）
　　生年月日　昭和○○年　　○○月　　○○日

2　情報提供依頼事項
　（1）発症から初診までの経過
　（2）治療経過
　（3）現在の状態（業務に影響を与える症状および薬の副作用の可能性なども含めて）
　（4）就業上の配慮に関するご意見（症状の再燃・再発防止のために必要な注意事項など）
　（5）復職可能と判断した根拠（例：CES-DやZungの点数等）
　（6）＿＿＿＿＿＿＿＿
　（7）＿＿＿＿＿＿＿＿

(本人記入)
　私は本情報提供依頼書に関する説明を受け、情報提供文書の作成ならびに産業医への提出について同意します。
　　　　　　　　　　　　　　　　　　　年　月　日　氏名○○○○　㊞

　　　　　　　　　　　　　　　　　　　　　　　　　　　　　　　　以上

らう制度です。休職中なので労務の提供を受けることはできません。それでは、どのような作業に取り組んでもらったら良いのでしょうか。以下はその一例になります。

・パスワードが切れたPCのセットアップをしてもらう
・仕事に関係ある業界紙や関連雑誌を読んでもらう
・業界紙や関連雑誌をＡ４用紙１枚程度にまとめてもらう
・業務に関係する資格を取得できるよう勉強してもらう

　試し出勤では以上のような"肩慣らし"に取り組んでもらうことになります。ただ、"肩慣らし"とはいえ、本人が滞在できる場所を用意する必要があります。そして休職中である以上、体調が崩れたら、会社側にもある程度の責任が生じます。その責任を担保するために「試し出勤」中には、保健師や産業医に定期的に面談してもらい、体調が崩れる前に中止指示を出してもらうような支援が必要になります。

　「試し出勤」中は休業中にあたります。つまり、勤務ではないので特別な福利厚生制度が用意されていない以上、給与は発生しませんし、健康保険組合から支給される傷病手当金以外の給付や交通費は支給されません。さらに、出社途中での災害や会社滞在中の体調悪化といった状況が生じた場合でも、労災保険の適用は受けられません。

　このように、「試し出社」は会社側にも本人側にも負担が生じます。しかし、復帰可能な体力が戻っていること、体調が安定していることを確認するには良い制度です。

　本書は「職場復帰支援プログラム」として、以下の「慣らし出社」を設けることをお勧めします。

　「慣らし出社」とは、正式に職場復帰が決まった後、２週間程度は午前中のみの半日勤務から開始し、体調の悪化がなければ６時間勤務を２週間経た後、８時間の定時勤務に戻すという方法です。

　試し出社と違い勤務をしてもらっていますので、労災保険が適用されますし、給与は勤務した時間に応じて支払えば周囲の納得性も高くなります。当初の給与受取額は休職中に支払われていた傷病手当金より少なくなりますが、仕事から受けるストレスを段階的に受け止めることができるので、復職の可能性が高まります。

⑽模擬出勤や通勤訓練とは
①模擬出勤
　勤務時間と同様の時間帯に、リワーク施設で用意された特別な作業環境や図書館にて、仕事に関連がある軽作業を試みたり、業務に関係する資格取得に向けた勉強を行ったりして仕事に戻れるよう準備をする方法です。
②通勤訓練
　最終的には、自宅から職場までの通勤経路を、気分不快になることなく移動し、その職場付近にある図書館を対象に、「模擬出勤」してもらいます。勤務時間分、体調を崩すことなく滞在できることを確認したあと帰宅してもらう方法です。
　最初は自宅最寄りにある図書館への通所を目標としてもらいます。かつ、滞在時間は１時間から始めてもらいます。１、２週間単位で滞在時間を延伸し、８時間滞在できるようになったら、職場に近い図書館に移って同じように環境や雰囲気に慣れてもらう方法です。
　模擬出勤も通勤訓練も、認知行動療法の応用編です。無理のない範囲でありながら、自身に課題を課し、かつそれを克服することで、克己心や達成感、充実感とまぎれもない自信、自分に対する信頼感を自然に涵養することが可能となります。

⑾休職から４〜５カ月経過時の状況
　休職に入って４〜５カ月も過ぎると、「復職準備期後期」といい、模擬出社ができる段階にまで回復しています。体調としては以下の状況です。
・熟睡感があり、日中の眠気はほとんどない
・リワーク施設や図書館などを利用した通勤訓練が週５日、続けられる
・継続して仕事をこなすだけの基礎体力が回復する
・仕事に必要な判断力や集中力が戻ってくる
・仕事に関する専門書も集中して読めるようになる
・長文や簡単な事務文書作成が可能になる
・趣味のために知人などに連絡し交流を持てる
・家事をほぼこなせる
・短文だが、与えられたテーマでの文書作成やメールへの返事が書ける
・復職に向けての準備もできるようになる

第5章 「心の病」に対する3次予防（リワーク）

・体調を崩した背景や原因についても考えがおよぶようになる
・趣味を再開したり、気分転換方法を見つけられたりする
・同居以外の親族を訪問できる（特に配偶者の親族の家）
・主治医から、復職可能だとの判断とともに、会社と相談するよう提案が出る

(12)復職準備期にできる支援

　本人を復職させていのか、つまりは会社に戻って仕事を開始しても体調が崩さず済むのかの判断を下す時期です。そのためには必要な情報を収集しなければなりません。必要な情報は一つではありません。さまざまな角度から状況を総合的に分析できるようにしましょう。その結果として的確な評価が得られるようになるのです。

　厚生労働省の「心の健康問題により休業した労働者の職場復帰支援の手引き」において、収集すべき情報として挙げられたものは図表38になります。

図表38　「心の健康問題により休業した労働者の職場復帰支援の手引き」で必要とされている情報

　職場復帰の可否については、必要な情報を収集し、さまざまな視点から評価を行い総合的に判断することが大切です。情報の収集と評価の内容は次のとおりです。
（ア）労働者の職場復帰に対する意思の確認
（イ）産業医等による主治医からの意見収集
　　診断書の内容だけでは不十分な場合、産業医等は労働者の同意を得た上で、必要な内容について主治医からの情報や意見を収集します。
（ウ）労働者の状態等の評価
　　治療状況及び病状の回復状況、業務遂行能力、今後の就業に関する労働者の考え、家族からの情報
（エ）職場環境等の評価
　　業務及び職場との適合性、作業管理や作業環境管理に関する評価、職場側による支援準備状況
（オ）その他
　　その他必要事項、治療に関する問題点、本人の行動特性、家族の支援状況や、職場復帰の阻害要因等

⑬**収集すべき情報の仔細**

　図表38の（ア）の本人の意思が、実際に行動を伴っているのかを確認するのが（ウ）に含まれる「体調管理表」になります。（イ）には、産業医もしくは復職支援に長けた医師から主治医宛で出してもらう「職場復帰支援に関する情報提供依頼書」に対して、主治医から返ってきた「診療情報提供書」が含まれます。

　（エ）には、「業務及び職場との適合性、作業環境や作業環境管理に関する評価、職場側による支援準備状況」とあります。簡単に説明すると、病み上がりの方が無理なく仕事に戻れるような支援状況が、会社内にあるのかの確認と、本人に戻ってもらうために会社側が提供できる具体的な支援内容のことです。

　支援状況とは、復帰予定先に支援する上司や同僚がいるのか、産業医や復職支援に長けた医師の支援を提供することも含まれます。支援体制に不安があった場合でも、ここまで「模擬出勤」や「通勤訓練」はこなしてきていますので、「試し出社」や「慣らし出社」、そして就労支援（就業上の配慮）として図表39のことを検討してみてはいかがでしょうか。

　（オ）その他に記載された事項には、「その他必要事項、治療に関する問題点、本人の行動特性、家族の支援状況や、職場復帰の阻害要因等」とあります。ここで必要とされている情報のなかには、専門的で難しい内容が多くあります。したがって、これらの情報は労働者と会うだけではなく、ご家族と改めて会って情報交流を深めたり、主治医の元に「同伴通院」しなおしたりして、収集に努めてください。

　以上の情報の収集が終わったら、本人にとってより円滑な復職支援は何なのかということを念頭に置き、図表40にある「面談時の情報収集と評価項目一覧」に収集した情報をまとめ、その評価についても検討を重ねてみてください。

図表39　就労支援の具体例

○短時間勤務
○原職が営業職であれば、外回りからの復帰ではなく、営業用資料作成といった後方支援業務からの復帰のように、平易で補助的な業務に復帰当初は従事してもらう
○残業禁止または残業は1時間までなどの制限。なお、残業禁止の期間は長くても3カ月にすること
○交代制勤務の場合、日勤帯での勤務に固定
○出張制限
○特別な健康診断が必要になる危険作業や高所作業、臨機応変な対応が求められる窓口、苦情処理業務以外の業務への配置
○フレックス制度の制限（朝早くから出勤する分には、日常生活リズムの安定化に寄与するのですが、8時以降の起床でも間に合うような使い方だと、せっかく確立した自律神経リズムと調律できた日常生活リズムが崩れてしまいます）
○転勤の配慮（単身赴任であれば、家族と過ごせるようにするなど）
○座席の配慮（隣には、仲が良い同僚を配置）
○通院時間の確保（平日だと終業時刻に職場を出ても、受付時間に間に合わないことがあります。そうなると、会社が休日である土曜日に通うほかありません。土曜日の精神科外来の混雑ぶりは驚愕です。当シリーズに記載されたことを丹念に実行したとしても、さらには「リワーク」施設を利用したとしても、職場復帰後の再発可能性をゼロにすることはできません。復職直後は再発する可能性の高い大切な時期ですので、待ち時間が必然的に長くなる土曜日の通院は避けたいところです。したがって、平日の勤務時間のうち、早い時間帯か遅い時間帯に通える支援があれば、主治医からの支援を得やすくなります。通院に要した時間を他の勤務日で補うような、支援的フレックス制の適用は推奨できる方法です）

※他にも会社の状況に応じて考案・検討可能ですので、産業医や復職支援に長けた医師とも相談してみてください。

図表40　必要な情報収集を行った後に記載する「面談時の情報収集と評価項目一覧」

面談時の情報収集と評価項目一覧（20XY..）

【　】は、問題がある場合×ない場合○を記入。詳細は言葉で記入

労働者の状態等の評価
1．治療状況及び病状の回復状況の確認
(1)【　】今後の通院治療の必要性、治療状況についての概要の確認
(2)【　】業務遂行に影響を及ぼす症状や薬の副作用の有無
(3)【　】休業中の生活状況（飲酒、就寝、食事、その他必要に応じて、別途情報を入手する）
(4)【　】模擬出社の実施状況

2．業務遂行能力についての評価
(1)【　】適切な睡眠覚醒リズムの有無
(2)【　】昼間の眠気の有無
(3)【　】注意力・集中力、その持続の程度、会社からの説明を聞き、理解している状況の評価
(4)【　】安全な通勤の可否
(5)【　】業務遂行に必要な作業（読書やコンピュータ作業、軽度の運動等）の実施状況と、作業による疲労の回復具合
(6)【　】その他ホームワーク等の遂行状況など（ホームワークやリハビリ勤務をしている場合）

3．今後の就業に関する労働者の考え
(1)【　】復帰先の理解（会社が示した職場　　主たる業務　　）本人が復帰先や職務について示した反応、コメントや希望など
(2)【　】復職（就業）にあたって本人が会社に希望した配慮の内容や期間
(3)【　】その他管理監督者、人事労務管理スタッフ、事業場内産業保険スタッフに対する意見希望（職場の問題点の改善や勤務体制の変更、健康管理上の支援方法など）

4．家族に関わる事項
(1)【　】家族に関わる問題や情報

職場環境の評価
1．業務及び職場との適合性
(1)【 】業務と労働者の能力及び意欲・関心との適合性
(2)【 】職場の人間関係など

2．作業管理、作業環境管理に関する評価
(1)【 】業務量（作業時間、作業密度など）や質（要求度、困難度など）等の作業管理の状況
(2)【 】作業環境の維持・管理の状況
(3)【 】時期的な変動や不測の事態に対する対応の状況

3．職場側による支援準備状況
(1)【 】復帰者を支える職場の雰囲気やメンタルヘルスに関する理解の程度
(2)【 】実施可能な業務上の配慮（業務内容や業務量の変更、就業制限等）
(3)【 】実施可能な人事労務管理上の配慮（配置転換・異動、勤務制度の変更等）

長期の休職から常勤の勤務への変化を和らげる措置の必要性
(1)【 】リハビリ勤務の必要性（休職期限が迫っている場合は、リハビリしていられない）

その他
　その他、職場復帰支援にあたって必要と思われる事項について検討。治療に関する問題点や本人の行動特性、家族の支援状況など職場復帰の阻害要因となり得る問題点についても整理し、その支援策について検討する。

⒁「職場復帰支援プラン」の検討と作成

　図表41の「職場復帰支援プラン作成時の検討内容」を参考に、自社の「職場復帰支援プラン」を検討し作成してください。「職場復帰支援プラン」は以下の項目で構成すると良いでしょう。
①職場復帰日
②管理監督者による就業上の配慮
③人事労務上の対応等
④産業医等による医学的見地からみた意見
⑤フォローアップ
⑥その他

　①の職場復帰日は、必ずしも主治医の診断書に書いてある通りにする必要はありません。受け入れる職場の都合もあるでしょうし、産業医や復職支援に長けた医師の意見もあるでしょう。②の管理監督者による就業上の配慮は、図表29の「就労支援例」に書いた内容になります。③の人事労務上の対応等は、復帰先の仕事内容の変更や異動の検討、交代制勤務従事者であれば、日勤帯のみへの配属といった対応になります。なお、基本的には以前に所属していた部署への復帰が望ましいです。その理由は、部署異動は一見すると良い面ばかりがあるように思われがちですが、部署を異動するということは、慣れない仕事をこなす必要が出てくるかもしれないからです。また、新しい人間関係を作る必要性もあります。さらに、通勤経路が変わる可能性もあるでしょう。

　受け入れ側も休職に至った背景がわからず、復帰後の短時間勤務や残業制限、簡単な補助的業務からの復帰といった適切な支援を提供しづらくなります。

　むろん、違う部署への異動が検討されるべき例外的な場合が２つあります。
・職場でのハラスメントや過重労働など、うつ病発症の原因が明らかに職場側にあると考えられる場合
・仕事内容や求めるスキルが、労働者の能力とかけ離れている場合

　これらの場合には、再発防止の一つの手段になります。むろん、あくまで一つでしかありません。総合的な支援方法を検討しましょう。

　④の産業医等による医学的見地からみた意見とは、病気を治すのが主たる仕事である主治医からの意見だけではなく、職場で病気が発生しないようにするのが役目である産業医や、さらには第三者という立場から、働ける程度まで心身の状況が改善したのという機能性の評価まで可能な、復職支援に長けた医師

図表41　職場復帰支援プラン作成時の検討内容

①**職場復帰日**
②**管理監督者による業務上の配慮**
　ⓐ業務サポートの内容や方法
　ⓑ業務内容や業務量の変更
　ⓒ就業制限（残業・交代勤務・深夜業務等の制限または禁止、就業時間短縮など）
　ⓓ治療上必要なその他の配慮（診療のための外出許可）など
③**人事労務管理上の対応**
　ⓐ配置転換や異動の必要性
　ⓑフレックスタイム制や裁量労働制等の勤務制度変更の必要性
④**産業医等による医学的見地からみた意見**
　ⓐ安全（健康）配慮義務に関する助言
　ⓑその他、職場復帰支援に関する医学的見地からみた意見
⑤**フォローアップ**
　ⓐ管理監督者によるフォローアップの方法
　ⓑ人事スタッフ等によるフォローアップの方法（職場復帰後のフォローアップ面談の実施方法等）
　ⓒ就業制限等の見直しを行うタイミング
　ⓓ全ての就業上の配慮や医学的観察が不要となる時期についての見通し
⑥**その他**
　ⓐ職場復帰に際して労働者が自ら責任を持って行うべき事項
　ⓑリハビリ出勤制度の利用方法についての検討
　ⓒ事業場外資源が提供する職場復帰支援プログラム等の利用についての検討

の意見を得ることを示します。

　病気やけがを治ったかどうかの次元で判断するのが主治医の仕事です。しかしながら、その次元では、仕事を継続的にこなし続けられるのかという次元の判断には至っていないことがあります。したがって、主治医が「復職可能」との診断書を出してきたとしても、産業医または復職支援に長けた医師は"時期尚早"という判断になるケースが出てきます。

　このように主治医と産業医の判断がわかれた場合には、どちらの意見を優先した方が良いでしょうか。答えは産業医になります。理由ですが、「心の健康問題により休業した労働者の職場復帰支援の手引き（改訂版）」に以下のような記

載があるからです。

「主治医による診断書の内容は…職場で求められる業務遂行能力まで回復しているか否かの判断とは限らない…そのため、…産業医等が精査した上で採るべき対応について判断し、意見を述べることが重要となる」

職場で求められる業務遂行能力の回復度合いを判断するのは産業医の役目になりますし、産業医が慣れていない場合には、復職支援に長けた医師に補完してもらう必要があります。なお、産業医または復職支援に長けた医師からの意見は、図表42の「職場復帰に関する意見書」を通じて得ておいてください。

⑤のフォローアップとは、職場復帰後の本人に対する支援全般ですが、誰が何を通じて、どれくらいの頻度で状況を確認し、どうなったら残業制限等を緩和して良いのか、個別具体的に決めることになります。

病状が一人ひとり違うなかで判断基準を決定することは難しいと思いますが、リワーク施設や復職支援を専門にしている医師のなかには、職場の同僚や上司が、簡単に評価できるチェックリストを用意しているところもあるので、相談してみてください。

⑥のその他は休職者自らが責任を持って主体的に実施する事項となっています。例えば試し出社制度や「リワーク」制度の利用を行うのかどうか、主体的に本人に判断してもらう内容が挙げられます。

以上で議論をつくしたら、図表43の「職場復帰支援に関する面談記録票」を用いて、今の状況を整理しておきましょう。

⒂復帰直前の状況
・週5日、フルタイム勤務が安定して実施できるだけの体力と集中力の持続力が戻ってくる
・会社側の考案した「職場復帰支援プラン」に則り、会社と調整し準備できる
・会社側が実施指示した「試し出社」を経ることで、いよいよ復帰できることに自信を深められる。かつ、それらを経たとしても翌日には疲労は回復している
・長文で複雑な事務文書作成やメール返送が可能になる
・体調を崩した背景や原因を踏まえた再発防止措置についても検討できる
・なかには復職が近づくと、不安が大きくなり、焦燥感や不眠といった症状がぶり返す場合がある

第5章 「心の病」に対する3次予防（リワーク）

図表42　職場復帰に関する意見書

					年　月　日	
人事労務責任者　殿						
		職場復帰に関する意見書				
				事業場 医師名		㊞

事業所	所属	従業員番号	氏　名	男・女	年齢 歳

目　的	（　新規　・　変更　・　解除　）

復職に関する意見	復職の可否	可	条件付可	不可
	意見			

就業上の措置の内容 （復職可または条件付可の場合）	・時間外勤務（禁止・制限　　H）　・交代勤務（禁止・制限） ・休日勤務（禁止・制限）　・就業時間短縮（遅刻・早退　H） ・出勤（禁止・制限）　・作業転換 ・配置転換・異動 ・その他： ・今後の見通し：

面接実施日	年　　　月　　　日
上記の措置期間	年　月　日　～　年　月　日

図表43　職場復帰支援に関する面談記録票

職場復帰支援に関する面談記録票

記録作成日　　年　　月　　日　　記載者（　　　　）

事業所	所属		従業員番号	氏名	男・女	年齢
						歳

面談日時：　　年　　月　　日　　時
出席者：管理監督者（　　　　）人事労務担当者（　　　　）産業医（　　　　）
（統括責任者◎）産業保健スタッフ（　　　　）他（　　　　）

これまでの経過のまとめ	
主治医による意見	医療機関名：　　　　主治医：　　　　連絡先： 治療状況等 業務配慮についての意見：
現状の評価・問題点	・本人の状態 ・職場環境 ・その他
職場復帰支援プラン作成のための検討事項（復職時およびそれ以降の予定も含めて）	・職場復帰予定日：　　年　　月　　日 ・管理監督者による業務上の配慮 ・人事労務管理上の対応事項 ・産業医意見 ・フォローアップ ・その他
職場復帰の可否	可　・　不可　（理由：　　　　　　　　　　）
次回面談予定	年　月　日　時　面談予定者：

(16)復帰先職場との調整

　本人の復帰先、つまりは受け入れる職場の同僚に対して、本人は現在どういう病状にあり、復帰後はどのように接したら良いのかの説明を行いましょう。
　基本的な説明事項は以下になります。
①所定労働時間の勤務は可能
②期待する役目の半分はこなせる
③復帰当初は仕事量の制限があるが、腫物に触るかのような特別扱いは不要
④周囲を必要以上に困らせることはない
　③の「腫物に触るかのような特別扱いは不要」とは、要は普通に接したら良いということです。職場には高血圧という、命に直結する心臓に無理が重なっている方がいます。そのような人は、いつ、心臓が止まるのか、本来は不安です。でも自然に接することができていますよね。それと同じで構わないのです。
　復帰先の同僚が心配なら、主治医の元に同伴通院してもらい、主治医から、対応に際しての注意事項を指南してもらう方法もあります。

(17)いよいよ復帰
①復帰日決定の前提

　「試し出社」が2週間ある場合には、復帰日はその期間が過ぎた後の日になります。問題はその間に連休が続く場合です。その場合、「試し出社」の2週間は、10営業日と読み替えて、休日や祝日分、休みになってしまった日程は繰り延べて「試し出社」期間を延伸する必要があります。

②復帰日決定

　「試し出社」にて遅刻早退なく、つまりは就労に耐えられるだけの体力の回復が得られていることの確認や、リワーク機関からの報告書から、本人の復帰に際して支障がない状況になったら、いよいよ復帰日の決定です。
　決定には、受け入れ先の管理職、人事労務担当者、そして産業医または復職支援に長けた医師（出席できない場合にはそれぞれの意見書にて代替）との最終調整が必要になります。
　ただし、復帰日をいたずらに延ばすことは得策ではありません。主治医からの復帰可能との診断書は1、2カ月前には出ていたとしましょう。医師のなかには、復帰日を延ばしたことで自身の"復職可能"とした診断に対して、"ケチをつけられた"と被害感情を抱く者もいて、"傷病手当金への証明を記載しな

い！"と息巻き患者を困らせる者も実際に確認されています。
③いよいよ復帰日
　管理者や人事担当者という会社側、職場という受け入れ側、そして本人も緊張する日が来ました。不安を抱えてその日を迎えていることでしょう。大丈夫です。復帰までのおよそ半年、主治医含め関係者の一人ひとりが、知恵を出し合い、経験を共有して本人の復帰を支援してきました。
　"協力"という字は、小さい力が三つ、プラスして一つの大きな力になると分解できます。会社側、受け入れ側、そして本人が三位一体となって力を合わせて復帰を迎えることができたわけです。

⒅復帰後の支援について
①前提として
　メンタル不調の再発率は高いことが知られています。日立製作所日立健康管理センターにおける、2011年6月時点での調査結果では、復帰後1カ月以内に3割が、3カ月以内で半分が、そして復帰後半年以内に7割もの再発が確認されていました。
　しかし、この結果は本書に記載された内容が行われていない状況の場合と考えられますので、本書に沿った対応を行うことで、ここまで悪い結果は出ないものと期待してください。そのために必要な点をここからは記載します。
②確認事項
　「職場復帰支援プラン」に則った支援が、主治医、産業医または復職支援に長けた医師の指示に沿った期間、提供できているのかの確認を行いましょう。
　就労支援例としては以下の方法がありました。
・短時間勤務（no work no payの原則により、利用期間中、賃金は控除される）
・元々営業職であれば、外回りからの復帰ではなく、営業用資料作成といった後方支援業務からの復帰のように、平易な補助的業務に復帰当初は従事してもらう
・残業禁止（長くても3カ月）、残業制限
・交代制勤務ではなく日勤帯での勤務
・出張制限
・特別な健康診断が必要になる危険作業や高所作業、臨機応変な対応が求められる窓口は苦情処理業務以外の業務への配置

第5章 「心の病」に対する3次予防（リワーク）

・フレックス制度の制限（朝早くから出勤する場合のみ適用）
・転勤への配慮（単身赴任であれば、家族と過ごせるようにする）
・座席の配慮（隣には仲が良い同僚を配置）
・通院時間の確保

また、第2章では本人はもちろん、部署の一人ひとりがメンタル不全になりにくくする習慣をまとめました。本人のみならず部署の構成員一人ひとりに実行を促してもらいましょう。

③記録

本人の受け入れ先の管理者に、再発していないのか、日ごろから確認してもらうためのツールとしては図表44が一例です。ここでの医師意見は、主治医ではなく産業医や復職に長けた医師を示します。

本人より"残業を早くこなしたい"という要望が根拠なく出てきた場合には、この結果をご家族や主治医に改めて相談することも検討してください。何しろ主治医は週に1度の間隔でしか会うことができません。正確な診断をしてもらうためにも、復帰後の状況を伝えることは重要です。

また、上長より良くない結果が届くときには産業医や復職支援に長けた医師に連絡をとり、労働者と面談してもらい、状況を確認してもらいましょう。確認の時期としては、（可能であれば復帰2週間後）、1カ月後、3カ月後、半年後、1年後が一般的です。

図表44　再発確認のためのツール（受け入れ先の管理者が記入）

所属		氏名		実施期間	年　月　日より　　　まで	観察頻度	
注意事項等				従事業務			

記入方法	①観察内容の評価及び、その具体的状況を記入する ②評価基準は次の要領による 　Ⓐ問題なくできている 　Ⓑおおむねできている 　Ⓒ若干支障はあるが、職場として受け入れられる 　Ⓓ職場で受け入れるには改善すべき点がある 　Ⓔこの状態では職場としては受け入れ難い ③時々、本人と話し合い、本人の感想や同僚の印象などを加えて観察者の感想を末尾に記入すること ④この調書は、病気休職取得以前の上長と相談し、直属上長が作成し、組織の長へ提出すること
勤務意欲	①就労に対して十分な意欲を示しているか 　（主観的見地）　　　　　　　（客観的見地）	A B C D E
業務遂行性	②会社が定めた勤務時間の就労ができているか（遅刻・早退・欠勤等があった場合は、記入）	A B C D E
	③通勤や作業等による疲労が翌日までに回復し就労継続できているか（居眠り、体調不良等があれば記入）	A B C D E
	④職場で定められた規則・規律を守れているか（できていなければ具体的に記入）	A B C D E
	⑤与えられた作業を理解し、予定通りにこなせているか（できていなければ具体的に記入）	A B C D E
	⑥同僚や上司、部下と協力できているか（孤立、情報の共有欠落等があれば記入）	A B C D E
	⑦しごとの注意力・持続力が保たれているか（時々ぼんやりする、無用な離席等があれば記入）	A B C D E
	⑧病気休職以前と比べて、同程度に業務を遂行できているか 　理解力： 　作業効率： 　完成度：	A B C D E A B C D E A B C D E
その他	⑨理解し難いような言動、態度はないか（具体的に記入）	A B C D E
	⑩対人関係でトラブルはないか（具体的に記入）	A B C D E
本人の意見・感想等 （直属上長が本人からヒヤリングして記入）	
直属上長の総評 （上記個別評価を踏まえた総合評価）	年　　月　　日（直属上長氏名）　　　㊞
所属部長の意見	年　　月　　日（所属部長氏名）　　　㊞

※産業医面談調書に基づき、事業者が適応観察期間、および面接頻度を定め、直属上長等が定期的な面接を行い記録する。直属上長（記入）→所属部長（記入）→産業医（コピー保管）→総務部（原本保管）

第6章

「新型うつ」対応

1 ディスティミア親和型と自己愛

　本書でこれまで「新型うつ」や「ディスティミア親和型」という概念を紹介してきました。「ディスティミア親和型」という精神的な特性を持つ労働者が「新型うつ」という症状を呈しやすいのではないかと感づいてくれた読者がいらしたら、著者の意図を見事に組んでくださったものと感謝します。ただあくまでも仮説でしかありません。

　米国精神医学会が定めた診断基準で特定できる疾患としては、以下で違いを説明したい「非定型抑うつ性障碍」以外は「特定不能の抑うつ性障碍」しか該当する概念はないという限界があります。米国と日本との違いがあるのかもしれませんが、「新型うつ」という概念はありません。しかし、日本では「逃避型」、「職場結合性」、「現代型」、「未熟型」と区分する立場もありますので、簡単にまとめてみます。

非定型抑うつ障碍：放っておけば何時間でも寝てしまう、過剰な睡眠やむちゃ食いをするなどの衝動的な過食傾向を示すという特徴があります。また、一般的な抑うつ障碍では一番調子が悪いのは朝であり、時間が経つにつれ徐々に良くなるのに比べ、非定型抑うつ障碍の場合では夕方から夜にかけて、発作的に不安や抑うつ、イライラがひどくなり、調子が悪くなるという特徴があります。体は鉛のように重く感じます。

　対人関係では、他人からの攻撃や非難に対して過敏に反応し、抑うつ状態がひどくなったり、過去の嫌な出来事が突然よみがえり（フラッシュバック）、イライラが募って感情がコントロールできなくなり（易怒性）、健全な付き合いができなくなることもあります。逆に、自分にとって良いことがあると、それに反応して気分も変わりやすいという傾向があります。

　若い女性に多いというのも特徴です。買い物に依存したり、アルコールやインターネットなどに逃避することもあります。

　そして、この非定型抑うつ障碍の患者の特徴としては不安障碍を併発していることがあります。電車や人混みなど逃げ場のない場面で、激しい動悸や呼吸困難、発汗、手足の震え、死の恐怖などのパニック発作が起こります。またその恐怖心のために外出を避け、日常生活に支障をきたすこともあります。

　この非定型抑うつ障碍は、国際診断基準である「DSM-Ⅳ-TR」から取り上げられ、現在の「DSM-5」でも区分すべき特定用語になっています。

逃避型抑うつ障碍：職場における配置転換などをきっかけに、不適応が生じるとうつ状態に陥り、職場での対人関係を避けて出社拒否となります。休職することで、比較的短期間で症状は軽快しますが、復職の時期が近づいてくると、再び出社恐怖の状態になります。しかし、仕事以外の趣味や自分の興味があることに対しては、活発に取り組めるという、いわゆる現実逃避傾向が強いという特徴があります。

職場結合性抑うつ障碍：20～30代の若い世代を中心に、職場における「ミスを許さない緻密性」や「完全主義的傾向」に押しつぶされ、精神や生活にゆとりがなくなり、身体的にも疲労が蓄積し、不眠や頭痛などの症状があらわれはじめ、不安や焦燥感、パニック発作から抑うつ障碍に発展することもあります。

　本人はそれなりに仕事をこなしているわけですが、正当に評価されないことに対して、不満や反発心を抱いていることもあります。自殺念慮が強い場合などは、入院治療を考慮する必要があります。

現代型抑うつ障碍：特徴として、次の点があげられます。
①比較的若年者（30歳頃から）にみられることが多いが、中年期にもみられる
②患者自らが、進んで早期に受診することが多い
③仕事上、困難に直面せざるを得ない状況になると、当惑や恐怖感を覚える
④自己中心的に見えることが多い
⑤組織への一体化や、同僚への連帯感を避ける傾向か強い
⑥仕事以外の趣味的活動や、私的な勉強などは、熱心に続けていることがある

　このタイプの人々は、自分のペースを乱されることに対する抵抗感が強く、会社組織の一員としてよりも、プライベートな時間を大切に守っていきたいという考えが強いです。変化に弱いという点では、従来型の抑うつ障碍と共通する部分があります。

未熟型抑うつ障碍：子ども時代から両親の保護のもと、物質的に何不自由なく育てられた若者が、社会に出て自立を迫られたとき、社会（企業）の規範に適応することができず、挫折感からうつ状態に陥るという発達背景があります。内省に乏しく依存的・自己中心的で、周囲に対して攻撃性を持つという特徴があります。不安感や焦燥感に加え、さまざまな身体面での不調、パニック発作、自殺衝動を起こすこともあります。

　入院などの庇護された環境におかれると、軽い躁状態を示したりすることがありますが、元来人付き合いは悪くなく、循環気質（社交的、協調性、善良など）

という面から双極性障碍の一種と考えられます。

　以上のように抑うつ障碍の症状の把握方法によって、日本では複数の分類がこれまでの精神科医によってなされています。これら仮説に対して、著者は「自己愛」という概念で説明を加えてみます。この「自己愛」という特徴は誰しも大なり小なり持ち合わせたまま生まれてきています。うち、この特徴を教育や学習、訓練を通じて克服してきている人を「定型発達」といいます。逆に克服してきていない、または生まれながらにして克服するには支障がある性質を持つ人を「発達障碍」といいます。

(1)「自己愛」の例①
　「これだけやっているのに誰も認めてくれない！」「他の人は仕事ができない」
＜解釈＞"自分ほど立派にやり遂げている者はいない"、または"自分ほど仕事ができる人はいない"という「自己陶酔」があります。「自己陶酔」は「自尊心」とは違います。「自尊心」とは自身を本当の意味できちんと大切にできることです。自分の存在自体・ありのままの自分自身・自分の長所欠点得意不得意全てを含め、自分の存在そのものを絶対的に肯定できる思いです。

　したがってこの「自尊心」があると、たとえ良い他者評価が得られなくて傷付くことがあったとしても、または欠点が露見するような出来事に遭遇して落ち込んでも、さらには人から大切に扱われないことがあっても、それらを受け入れ、自身の感情を上手にコントロールし、それらから学び反省し、自身が取り組むべき課題を見つけ、逃げずに努力を避けずに邁進する力が発揮できます。そしてありのままの自己を尊重できる人は、ありのままの他者をも尊重することができ、望ましい人間関係や距離感を築くことができます。

　しかしながら「自己陶酔」だと、この「自尊心」という感覚が不足しているため、他者評価が悪い場合、落ち込みからの回復力が乏しくなったり、望ましい人間関係の構築に支障が生じたりします。

(2)「自己愛」の例②
　「それは苦手なのでできません」「皆さんが大変なのはわかっていますけど、やる気にならないのです……」「私は体が弱いので、働けません」「私は不器用なので仕事と家事の両立はできません」
＜解釈＞自尊心が低く、自己愛が大きいと、自分に自信が持てないため、不安

感や孤独感が強く、自責の念・情けなさ・やるせなさ・自己嫌悪・罪悪感・劣等感がつのります。それらがある水準を超過すると「自傷」という、自己への攻撃として露呈する危険があります。その背景にはか弱い自分と向き合うのがつらくなるため、本来、向き合うべき・取り組むべき現実から逃避したい欲求があります。

したがって否定批判に弱く、他者からの指摘を極度に嫌う傾向を示します。"できない"のと"やらない"のとは違うという認識が欠如し、言い訳は並べるものの、実行に移すことはしません。理由は自尊心が欠如していると、自分で自分の人生を切り開いていく力を養育できず、その人生への開拓力が弱いまま大人になってしまうからです。

自分自身を、自分自身が信頼できず、自分を"情けない"と思うものの、その弱い自分と向き合うと、弱い自分と向き合うだけの心の成熟度がないため気持ち・心・気分がつらくなり、"逃げ出したい""避けたい"という「逃避」という欲求に変質させることで、本能が自分を擁護する安全装置が働きます。自身の弱さという問題点から逃げて、そのか弱さを守るために自己擁護するために、なかにはその自己防衛が発動すると、感情的になって責任転嫁したり、いわゆる"逆ギレ"をし、相手を責める対応を執ることさえあります。

それらによって、かろうじてか弱い精神力を保持し得ます。このような流れで、問題を先送りし、他人から愛護的に扱われることを望み続けるようになると、本当の意味で自分を大切にしたり、自分の力で幸せを掴んだりできなくなってしまいます。

なお、なかには、英雄伝に多く記述されていますが、人からの賞賛や認知、理解を得るために、普通の人は嫌がる仕事や多量の仕事を積極的に引き受けて大成する場合や、逆に無理をして体調を崩す場合もあります。

(3) **「自己愛」の例③**

「なぜ、何もしてくれないの！」「私の希望はそれではない！」「人は自分の考えにしたがってくれるはずだ」

「自分はもっと重要な仕事を任せられて当然だ」「権威と呼ばれるドクターにしか診てもらいたくない」

＜解釈＞自らの問題から目を背けて行動できない自分にイライラしたり、他者が自分の思い通りに動いてくれないときに、他者や養育者に責任転嫁したり、

当たったり、物に当たったりして、他者への攻撃が発生する場合もあります。他者は自分をもっと大切に扱ってしかるべきで、自分はそれだけ価値ある存在のはずだという「自己陶酔」が背景にあるからです。

　以上のような自己愛という心の脆弱性を抱えた者は、そもそも病気に罹っているわけではありません。心の成熟度にもろさがあるのです。したがって服薬と休養のみで治すことは期待できないだけではなく、かえって「自分は○○のせいで病気になったのだ」というように他罰的な理由と結び付けた疾病利得という、病人であることを傘に着るという悪い大義名分を与えることになってしまいます。

　すると病気を克服しようという尽力はなされなくなり、結果として長期化・慢性化してしまいます。悪いことに一時的（場当たり的）な薬物療法のみで、復職するに至った場合には、またすぐに出社できなくなり、休業と復職とを繰り返すという「職場不適応」という事態を招くことが危惧されています。

2　自己愛や発達障碍が多くみられるようになってきた背景

　太平洋戦争後、日本が戦後復興を遂げる中、第一次・第二次産業から第三次産業へと経済環境は大きく変化してきました。農林水産業をはじめとする自然と向き合う仕事や、職人や技術者が活躍する仕事が減る反面、人と向き合うサービス業で多くの職種や職域、業務が生まれました。

　それらの業務では対人能力が必要とされます。加えて、社会の中の確固たる規範が希薄化し、一つの組織で年功序列に沿って勤め上げるのではなく、中途転職が増えたり、外資系企業が参入したりと価値観や文化的背景が多様化してきています。元々日本には、いわゆる"島国根性"という揶揄があるように、挑戦やリスクを積極的にとるというよりはむしろ、「前例がないから」とのお題目を唱えることで全てを先送りするという特徴が日常生活においても見られます。

　幼稚園入園から始まるいわゆる"お受験"も、スーパーで売られるキュウリやニンジンの画一的商品構成も、そして個性のないリクルートスーツも、まるで戦前の"隣組"制度が残存しているようです。不思議に思いませんか？　わが子の個性を尊重したい思いからわざわざ私立学校を選択しておきながら、"お受験"時にその親が着るスーツの色は紺色！　私立学校側も、「個性の尊重」等

を唄っていながらも、「受験時の服装はご自由に」と示すことはしていません。画一化集団に同化しない家庭からは入園させないという暗黙の了解を強いているかのようです。

　そのようななか、男性ボーカルグループ「SMAP」の『世界に一つだけの花』が発売されたのは2003年のことでした。一人ひとりの個性を活かす多様性社会のあり方を唄った歌詞は、画一化と多様化の狭間で翻弄され疲弊していた国民の共感を得ました。

　当時の日本の状況は、総じて旧来からのモデルの抜本的改革が否応なしに求められていた時代だったからです。グローバリゼーションに伴って、個性や多様性を活かしつつ、例えば国際特許出願といったように、政府による支援の範囲を超えた、世界を相手にその技術を問うべき新しい環境が出現しているなか、同時に個性や多様性を埋没化させる「人"材"管理」も導入されていました。人は木材のように無機質で画一的なものと捉える管理体系が外資系コンサルタント会社によって企業に導入され、そして過剰とされた人"材"は、リストラによって木材の在庫処分のように切り捨てられました。

　国の対応をみてみましょう。OECD「Education at a Glance (2009)」のよると、日本の教育支出の対GDP比はOECD平均より低い5％しかありません。このような余裕のない学校教育の職場では多様性や個性を尊重することはなおざりにされ、協調性のなさや学業に支障がある児童・生徒が出たら、「発達障碍」と安易にレッテル貼りをする事象が確認されています。大なり小なり得意不得意は誰にでもあるものの、教員には時間的余裕はなく、それらが心のゆとりを奪い、教員の意に沿わない児童生徒は「発達障碍」視させられている場合も含まれます。発達の遅れというより、それらは個性の素地であるはずと考えられるのにも関わらずです。発達障碍者（自閉症スペクトラム症）と呼ばれる特徴を持つ人々の数は大きく増加していないのに、そう診断される人はこの20年で20倍にも増加している現実（「発達障碍バブル」）にまで到っています。むろん、学校教育提供者側だけの責任ではありません。確実なものは何もないということだけが確実な不確実な時代にあって、親世代側も進学や就職に有利とならない教育は無駄と捉え、進学や就職に有利な教育を欲しています。その流れで、「健常な発達」という概念が、進学や就職への有利さといった、狭い価値基準にて判断されている病理構造があるという理解が可能です。

　このような不幸な実際は成人を対象とした精神科臨床の現場においてもあて

はまります。すなわち、発達障碍者だとの診断を下されている大人も増えています。その理由としては以下が検討されているものの仔細は不明な点が多いとされています。
①発達障碍を持つ人の数が純粋に増加している
②発達障碍の傾向を持つ人たちが生きづらい社会になって「障碍」として浮かび上がりやすくなっている
③発達障碍の概念が成人にかかわる専門家に普及した結果、気づかれやすくなっている

　画一的なレールに乗ることから外れた（外された）人々に「社会性欠如」や「コミュニケーション障碍（コミュ障）」というレッテル貼りをすることで、社会への過剰適応を強いている現実に対し、専門当事者研究に携わる研究者は一様に警鐘を鳴らしています。不幸な場合には、いわれなき差別を受けている実際にまで至り、登校拒否や引きこもりを引き起こしている現実が確認されているからです。日本経済がアベノミクスや黒田バズーカを使っても、デフレスパイラルからの離脱に難渋かつ苦闘している背景に、以上のような均質性を強いる教育的背景や画一性を涵養する就労環境、そして未だに護送船団方式が上手くいくと信じて疑わない悪平等を強いる政府関与とが相まった、病理構造があると解釈する向きもあります。実際、日本におけるベンチャー企業発達度合いの少なさや、昔のソニー社製品やホンダ車のような、わくわくするような革新的製品は日本からではなく海外から入ってくるようになって久しい状況です。グローバリゼーション世界のなか、未だに残存している従来からの日本的な「悪」平等性が制度疲労ならぬ、腐食性錆として捉えられる状況に至っていることが原因だと考えられます。そもそも人間一人ひとりには、得意不得意があるように、不均衡な能力特性があるのが前提です。しかしながら、"JIS規格"のように画一的横並び教育を強いることは、持てる潜在能力を十分に引き出し活用することとは対極のものと推測できます。日本が画一的閉鎖社会から離脱し、多様化された国際社会へ真の適合を遂げるためにも、まずは社会に存在している発達障碍者との共生を適えることが、試金石です。個性の存在を許さないかのような社会環境に対しては、「発達の遅れ」と認識するより、それらは個性の素地であると認識し、生きづらさを感じる方がその持てる潜在的能力を活かせるように打破していくことが求められます。著者は発達障碍者を活かすため、その特性を明らかにし、その人らしさを互いに認め合い、ともに生きる方

法を読者と検討したく以下を記します。

3　発達障碍者の特性

(1)把握方法
　著者は以下の把握方法を提唱しています。
①双極性障碍や抑うつ障碍、不安障碍を「心の病」の縦軸に、「発達障碍」を横軸に位置づけて考える
　中々治りにくい抑うつ障碍や不安障碍で苦悩されている方の状況を分析すると、この理解が通じる場面が少なくありません。なぜなら発達障碍者には元から脳の機能と物事の認識に独特さがあるという特徴があり、そうではない「定型発達」の方との間に齟齬や誤解が生じやすい背景があるからです。その齟齬や誤解がストレス源となり「心の病」に罹るきっかけとなってしまうことになります。
②発達障碍者はウラがなくオモテだけ
　世間を渡り歩くには、本音と建前、オモテとウラを使い分けることが必要とされます。顔に本心を現す人が少ないなか、発達障碍者はウラがなくオモテだけで生きているような純粋さや透明感を持っています。建前やウラのない人は、オモテとウラを使い分ける人が多数を占める社会のなかでは生きづらさを抱えやすくなります。

(2)発達障碍者の特徴
　臨機応変な対人関係が苦手で、自分の関心・やり方・ペースの維持を最優先させたいという本能的思考が強い特徴があります。「ハイハイ」と説明や指示に合わせて頷くことから一見、"理解力ある人だ"や"素直な誠実な人だ"との印象を受けます。しかしながら、実際にはどのような内容で、何を示しているのか、どんな意味なのかわからないまま、質問をすることは苦手であるから頷く他なく頷き続けているのが実態だということに留意する必要があります。定型発達者にとっては質問をする場面ですが、発達障碍者は不安を感じたり緊張する際に、そもそものコミュニケーション障害により、頷く行為を繰り返すことしかできないのです。悪いことに、さらに何かをうまく伝えられないもどかしさが募るとかんしゃくやパニックを起こします。自信のなさや将来への不安が

募る場面では、何か物や儀式的なこだわりに固執します。その背景には先天的に脳に機能不全を抱えているため、人に合わせる、人の気持ちを汲むといった行動を苦手としているからです。

　コミュニケーションの障碍は、赤の他人に対してより、同行している家族や配偶者にばかり話しかける傾向でも確認できます。コミュニケーションが苦手なため、その役割を家族の誰かに任せ続けた結果、本人のコミュニケーションを家族が代行する形が構成しているといえます。

　人は成長する過程で数多くのかつ多様な他人との関りが求められてきます。定型発達を遂げる人は、相手の気持ちを読み解くといった想像力や、同時平行的に物事を処理する統合機能の発育に支障がない結果として、無難にコミュニケーションをとるという社交性を身につけることが可能です。

　しかしながら発達障碍者は、想像力や統合機能の発育に支障があるため、年齢を重ねるにしたがって関わる世間や社会が増加し、ある一定の水準を超えるとその障碍が他から確認されるに至ります。特に職場では服装も身なりも地位も立場も年齢も性別も人種も違うという多種多様な人が存在しています。これら多様性に合わせることを発達障碍者は苦手とします。発達障碍者としての支援がないまま就労してしまった場合は、戸惑ったまま仕事をせざるを得ない日々になった末、いよいよ辻褄をつけることができなくなった結果、トラブルとして露呈してしまうのです。

　トラブルという形で露呈しても、発達障碍者の判断ができない医師による面接が行われ、障碍が見逃されてしまうこともあります。驚くことに産業医のなかには、発達障碍を持つ労働者がいることを考慮せずに、「職場で困った行動チェックリスト」を職場に展開させている者が存在することが確認されています。しかもその医師は、メンタルヘルスに関する厚生労働省の専門委員に名を連ねています。

　このように、医師の無理解によって発達障碍者が不利益を被っている現実があります。結果として福祉による救済が提供されることなく、コミュニケーション力における「弱点」や「欠点」が着目された末、当人の特性を踏まえない教育的指導という「矯正」がなされると、ひきこもりや非行、犯罪の原因になり得ます。そもそもコミュニケーション力が発達障碍者の「弱点」や「欠点」とされた理由は、修正には難しさを伴うものだからということがあるにも関わらず。

(3) 職場で確認される発達障碍者の行動面での特徴

　名前を呼ばないと、自分に話しかけられているとは思いません。言われたことしかやらず、自らの判断、類推や応用が苦手です。発達障碍者は自分の関心を再優先させる傾向があります。そのため、出勤途中にネコや犬といった、自分の好みの動物と遭遇すると、出勤を中座してしまいがちです。そして興味の持てない業務だと集中力が続かず居眠りをすることもあります。出勤の場面では通勤で使う電車が事故で運休し、振替運転になると混乱してまい、一度自宅に戻り、自宅からの外出をやり直すことで自身のペースを取り戻すことがあります。そのため、出勤に時間をかけざるを得なくなる場合があります。

　また、他者の気持ちを理解し、人間関係を調整することも苦手です。コミュニケーションの場面では、自分の発言が他人にどのような影響を与えるのか想像できないため、会話の流れに乗ることなく別の話を展開させたり、興味のない話題が上るとムラっけが出たり、冗談や皮肉が通じにくく額面・字面通りに受け取ってしまいます。

　例えばこちらが「君みたいな間抜けはいないよ」と言ったとします。

　「他に絶対いないのか、証明して欲しい」と返答するような方です。

　これは筋を通し妥協しないという別の特徴でもあります。したがって勝負事になると、お遊びレベルにも関らず妙に勝ち負けにこだわる傾向があります。「見えている世界が全て」と捉えがちなためです。そして目に見えないものや先を読むことが苦手なため、「空気を読む」というような、状況に依存した非言語的な推論ができません。そのため、「君の裁量に任せるから、適当にやっておいて」と頼むと、"裁量"や"適当"の定義がわからず、苦悩するばかりか、成果が上がらない状況に陥りがちです。

　発達障碍者は細部にこだわるため限定された仕事においては力を発揮しやすい一方、仕事の全体像を把握しながら、部下にその能力に応じた仕事を分配し、それらを統合して完成させていくという、総合力が求められる管理職のような仕事には向きません。

　さらには予定が狂うと感情のコントロールが利かなくなり不機嫌になり、かんしゃくを起こす場合もあります。未来に対する不安が強まることでパニックに陥ることもありますし、ひきこもりの誘因となることも指摘されています。そして報連相は不得意であるため、「困ったことがあったら、遠慮なく相談して」という指示が有効な解決策にはなりません。

以上のような状況を円滑かつ円満に解決するため、問診票を元にした支援を行っている企業もあります。発達障碍者である労働者の特性を職場側上司が理解した上で、当人の特性にあった業務調整や言葉かけの工夫を実施するといった職場環境の調整が実施されています。こうした工夫によって、発達障碍者と仕事との適合度を上げることは可能です。

4　発達障碍者への期待

　発達障碍者のなかには、好きなことや得意なことには没頭という言葉が相応しいように、すさまじい集中力を発揮できる方がいます。没頭できるか否かは環境次第です。環境に恵まれると、偉大な成果を挙げていく方が多い実際があることは歴史も証明しています。坂本竜馬やアインシュタイン、エジソン、ビル・ゲイツが発達障碍に該当するとの見方があります。スティーブンスピルバーグ監督やスーザン・ボイルのように告白した方もいます。
　生きづらさを抱えた発達障碍者を、人として処遇し、大切に思われる経験を心の底に持ってもらえると、自信や自尊心を育むことが適います。就労状況に応じた、きめ細かい、無理のない自然な形での専門的見地からの支援が提供されることで、発達障碍者は、その持つ潜在能力をいかんなく発揮し、卓越したパフォーマンスを世に送り出すきっかけになるでしょう。

5　会社における支援方法

　支援において大切な2つの軸があります。「自律スキル」と「ソーシャルスキル」です。
　「自律スキル」とは、自己肯定感を持ち、自分にできることは確実に自分で実行する意欲を持つとともに、自分の能力の限界を知ることです。
　「ソーシャルスキル」とは、社会における規範やルールを守る意欲をもつとともに、自分の能力を超える問題についてはしかるべき他者に相談できることです。
　発達障碍者が持つ特性のなかには、物怖じせず、そして常識に押し流されないという良い特性があります。その良い特性を発揮してもらいつつ、「自律スキル」を涵養するには、発達障碍者が意欲を持つテーマや題材を選び、それらに

対して個別具体的に、かつ労働者が理解できる内容に沿って指示を出すことが大切になります。目の前の状況を、発達障碍者が理解しやすい用語・表現・言い回し・理解しやすい筋道で示し、発達障碍者に咀嚼してもらうことが適ったら、苦悩させずに済むことになります。

例えば「適当に取り組んで」という指示を行う場合は、"適当"を５Ｗ３Ｈ（when, where, what, why, which, how, how many and how much）に沿った具体性のある、指図者の意図や期待、そして希望内容が示されるように厳格に定義付けしてもらい、非言語的な推論が入る余地を極力排除する工夫が求められます。また、言語というその人の思いが介在しやすい主観的なものを活用するよりは、客観的な視覚的呈示を行った方が発達障碍者からは理解が得られやすいです。

例えば予定の変更や急な仕事は苦手なので、見通しがつけやすい説明が必要です。配置転換の場面でも、新しい人間関係を築き、新たな業務への対応を求められることから負担になりやすいです。細かく注意・指導したり、急かすような上司の下につくと、不安や緊張が急速に高まりやすくなり感情的になったりパニックを起こすことがあります。

したがって注意する際には、一度に多くのことを話さず、どうして注意するのか、何が問題なのかを説明し、それに対してどうするのが望ましい方法なのかまで穏やかな口調で説明することが求められます。大きな声やきつい口調で頭ごなしに叱っても、恐怖感を与えるだけで効果は得られません。そして興味を持てないと意欲を示さないため、発達障碍者が狭い論理ながらも、自分自身で熟考して判断することを保障すると良いでしょう。そのためには、発達障碍者を理解しようとするより、発達障碍者の好きなことや趣味を尋ねることで、発達障碍者の好きな世界を理解し支援することが実際的だと推奨されています。

適職マッチングに際しては、知的水準や学歴から発達障碍者を理解するのではなく、できるだけ実際の職場で働く経験によって見出された、本人および職場からのニーズや能力特性を元にして判断する必要があります。したがって、在学中からのインターンシップや助成金もある「トライアル雇用」といった職業体験も、社会参加の支援になりえます。

他方の「ソーシャルスキル」を高める支援は産業保健だけでは十分に提供できるものではありません。医療や福祉との連携も大切です。共生社会の実現に向け平成22年12月から、不均衡な能力特性がある発達障碍者も「障害者自立支

援法」の対象になりました。

　そのために平成23年に改訂された「障害者基本法」では、障碍者の定義が心身機能の障碍に加え、社会的障壁により継続的に日常生活や社会生活において相当の制限を受ける状態にあることも含まれました。障碍者の支援に対しては障害者自立支援法が「障害者の日常生活及び社会生活を総合的に支援するための法律（障害者総合支援法）」に昇華されました。そして「発達障害者・難治性疾患患者雇用開発助成金制度」やいわゆる「障害者差別禁止指針」や「合理的配慮指針」が義務化され、障碍者の社会参加を保障する制度が整いつつあります。

　これらを活用しながら、多様性への受容を始めとした社会活動への支障をミニマム化するとともに、障碍者の残存機能を高める支援にて、社会参画を通じた障碍者における自己実現への支援が求められます。

　これまで、精神保健福祉実務の職場で行われている支援としては、「社会生活技能訓練（SST：social skill training）」を始めとした技術や技法を用い、孤立・孤独を解消するような内容がそれらの基本形として提供されてきました。そもそも困ったときや弱ったときに誰かに危険信号を出して頼り、助けてもらうという「かかわり」や「つながり」を形成することが、発達障碍者自身が無事に生き延びていくという生存に必須な「技術」だからです。

　その際支援を求める相手は医療における専門職に限らず、派出所の警察官であったり、近所の新聞屋であったりと身の回りの人とのささやかな関りを少しずつ増やしていくことも含まれています。今般のストレスチェック制度は、受ける労働者の方は任意とはいえ、この「かかわり」や「つながり」を新たに形成する公的扶助という見方ができなくはありません。そのために国が用意した専門職との「かかわり」や「つながり」を通して、「生きづらさ」を解消し、こころの回復力を向上する支援ができる支援の提供を著者は推奨しております。そういった支援を担う専門職と支援例を紹介します。

⑴職場適応援助者（ジョブコーチ）の活用

　障碍の理解や発揮し得る職能の啓発を行うためにも、そして適正配置（ジョブマッチング）のためにも、実際の職場で働く経験から見出された、本人の特性や職場側からのニーズを両立させる作業を担う立場に、独立行政法人高齢・障害・求職者雇用支援機構が提供する「職場適応援助者（ジョブコーチ）」とい

う専門サービスがあります。
　このジョブコーチを通じた就労支援がなされることで、就労継続がかなった事例がありました。ジョブコーチは就職または職場適応に課題のある知的障碍者、精神障碍者などの雇用の促進および職業の安定を図るため、障碍者に加え事業主に対しても、障碍特性を踏まえた直接的、専門的な支援を提供する専門家です。こういった社外資源を活用しすることで、社会参画を通じた障碍者における自己実現への支援が可能になります。

(2) 精神保健福祉士の活用
　就労を含めた日常生活における困難さを、当事者やその保護者とともに悩み、少しでも良い方向に向ける努力や支援を提供する立場に精神保健福祉士がいます。精神保健福祉士は職場適応に課題のある知的障碍者や精神障碍者、発達障碍者との面談を通じ、その人々の持つ特徴や特性を明確にします。そして取り巻く課題に関して、事業主に対して面談者の長所やスキルを活かせる環境設定の提案を行います。また、同僚の従業員に対しても、面談者本人了承のもと、障碍特性の理解を促すことで本来の能力を発揮できるような支援を提供します。
　今般のストレスチェック制度でも実施者や補足的面談を担えるとして位置づけられていますが、それだけでは役不足です。障碍の理解や発揮し得る職能の啓発を行うことが必要です。そして適正配置（ジョブマッチング）のために実際の職場で働く経験から見出された、本人の特性や職場側からのニーズを両立させる作業を担えます。
　精神保健福祉士によるADHD（注意欠陥多動性障碍）という特性を持つ男性に対する支援例を紹介します。その男性は抽象的な言葉でのコミュニケーションが困難、仕事のスケジュール管理ができない、場の空気が読めないなどの特性から、職場内でトラブルが頻繁に生じていました。そこで、本人了承のもと、上司や他の従業員に対し、以下の支援を精神保健福祉士は提供してもらうようにしました。
①コミュニケーションを図る際は、具体的な言葉を用い、できるだけ紙に書きながら説明してもらう
②スケジュール管理においては、期限を設定し進捗を細かく確認してもらう
③会議における議論から話題が脱線し、その場の状況に相応しくない話題に突入してときは、本人に注意を促す

このような取り組みを行ってもらったところ、円滑なコミュニケーションが実行され、人間関係が改善した結果、仕事の能率アップにまで至りました。

(3) キャリアコンサルタントの活用

　少子高齢化による人手不足が懸念されていますが、人材育成には長期の人的投資が必要となります。人的投資をしなくても済む方法としては、外部から容易に人財を獲得できるような中途市場の形成が挙げられます。

　これまでは会社のなかで、いわゆる左遷によりその才能が活かされずに終わってしまうということは多くあったのではないでしょうか。過去に存在していた人材ということで、「人在」という揶揄があるようにです。例えば島耕作も福岡に左遷されたことがありました。島耕作はその後大成しましたが、漫画の世界だからでしょう。良かれ悪しかれ終身雇用という日本的雇用慣行にまだまだ日本の企業は縛られています。

　しかしながらこの慣行に縛られずに、自由に労働者がその持てる能力を客観的に把握し、再就職に必要な技能を身に付けるための職業訓練が充実し、より適した業種・職種・仕事に就くことが叶うようになれば、人的投資をしなくても外部から人財を獲得することが容易になるでしょう。

　そのために国は職業能力開発促進法の一部を改正し、ジョブ・カード（職務経歴等記録書）の普及・促進や対人サービス分野を対象とした技能検定制度の整備を開始しました。加えてキャリアコンサルタントを登録制とし、名称独占・守秘義務を課すという規定を設けました。このキャリアコンサルタントはキャリアコンサルティングを通じ労働者のキャリアを見据えた客観的かつ合理的なスキルアップ支援を提供する専門職です。

　以下では、発達障碍と診断されたために上司から受け入れを拒否され、人事側も退職勧奨を行ったものの、キャリアコンサルタントの支援により、本人の専攻とは異なったものの、適性に合った職種への異動に繋がり、その後就労継続に成功した例を紹介します。

① きっかけは職場側からキャリアコンサルタントへの直接の相談

　ある年の２月にキャリアコンサルタントの元に、Ａさん（24歳・学卒）の上司からＡさんへの対応に関する相談が寄せられました。上司からの相談内容は
・言われたことしかできない
・平気で遅刻をする

・本人のミスをカバーしている先輩へのお詫びや感謝の気持ちが感じられない

等々であり、職場対応に我慢の限界が来ているという切実な内容でした。
②キャリアコンサルタントの対応

キャリアコンサルタントは本人と面談を繰り返し実施しました。

Aさんは相談の前年頃から自身を抑うつ性障碍と自己診断し、心療内科にかかっていることがわかりました。そこで、職場でのエピソードを記載した診療情報提供依頼書を産業医に作成してもらいました。それを本人経由で主治医に提出しました。主治医からの返事は「発達障碍が疑われるため、専門の医療機関への転院が望ましい」という内容でした。この結果を受けて専門病院で診察、検査を重ねた結果、相談を受けた年の7月に、正式に「広汎性発達障碍＋ADHD」との診断結果が下されました。

次にB県の障碍者職業センターの職業適性検査を受けてもらったところ、改めて発達障碍の典型的な特徴が出ていることと、Aさんの得意な能力と不得意な能力、Aさんに適した職種を確認することができました。
③関係者の反応と対応

この時点で、上司は「職場の業務への適性は無い」とAさんの受け入れを拒否してしまいました。この会社では入社後、数年で他部門への異動がなされることはない企業体であったことから、人事も社内にAさんに合う職種は無いと判断し、相談を受けた年の9月にAさんの母親も呼び事情を説明した上で、自主的に退職して自分に合った生き方を探すことを、家族が了解する状況になっていました。

一方、自分の将来に不安を感じたAさんは退職を強硬に拒否しました。会社は関係会社への出向を模索しましたが、受け入れ先を見つけることはできませんでした。そこで、会社はAさんの「VPI職業興味検査」（6つの興味領域＜現実的、研究的、芸術的、社会的、企業的、慣習的＞に対する興味の程度と5つの傾向尺度＜自己統制、男性－女性、地位志向、稀有反応、黙従反応＞がプロフィールで表示される）や適性検査の結果を確認しました。確認したところ、Aさんの興味と適性は、Aさんが学校で専攻してきた職能とは全く異なるものだったこともあり、改めて社内での異動先の可能性を検討し、興味に適合した業務に従事できる職場への異動を試みることになりました。その候補職場での2カ月の試用期間を経て、受け入れ先上司・本人ともに前向きな意思が確認できたため翌年の3月に正式な異動となりました。

その後、障害者職業センターのジョブコーチから、新たな職場の上司への障碍の説明や指導上の留意点等の助言、Aさんとのフォロー面談も実施してもらうことで、Aさんは今も元気に仕事をこなすに至っています。受け入れ職場側も、Aさんは特性にあった業務はそつなくこなせていることから、安心して任すことができています。今後も上司が変わったときなどに、このジョブコーチからの支援が提供されることになっています。

④成功因子

障碍者に対する理解に基づいた社内関係者の適切な対応が引き出せたことと、関係者と協調して対応できたことがこの事例における成功因子です。成功の背景には以下の要因があるものと考えられます。

Ⓐ対応の主軸を勤めるキャリアコンサルタントがいた
Ⓑ発達障碍の専門医から適切な診断が得られた（精確な診断ができる専門医は少ない）
Ⓒ公的機関による支援の有効活用が図れた

発達障碍者だけではなく精神障碍者雇用は難しいとして、人事担当者のなかには、未だこれらの障碍に対する理解不足からか、上記の事例のように退職勧奨を行ったり、採用しない取り組みを検討するところもあるのかもしれません。しかしながら、今回紹介した複数の事例が示したように、ジョブコーチや精神保健福祉士、そしてキャリアコンサルタントを活用してもらうことで、当事者、会社、双方がwin-winとなる事例は増加するでしょう。そのような事例が増えることで、共生社会が進展することを期待しています。

6　公的支援

(1)訓練等給付

障碍者の支援を目的とした「障害者の日常生活及び社会生活を総合的に支援するための法律（障害者総合支援法）」によって、障碍者の能力を向上させるための訓練等給付が提供されています。訓練等給付は「就労移行支援事業」と「就労継続支援事業」にわけられます。

「就労移行支援事業」の対象となっている障碍名は精神障碍、統合失調症、抑うつ性障碍、双極性障碍害、不安障碍、適応障碍、強迫性障碍、てんかん、発達障碍、自閉症、ADHD、学習障碍、身体障碍（難聴・盲・マヒ等による肢体

不自由など）、知的障碍や障碍者総合支援法の対象疾病となっている難病も含まれます。

　就労移行支援事業では、一般企業への雇用、在宅就労が可能と見込まれる65歳未満の障碍者に対して、まずは就労時に必要なコミュニケーション能力、挨拶や身なり、報告、連絡、相談、マナー等をグループワークや個人ワークを通して習得してもらいます。次に下請け作業等を複数、試しに行ってもらうことで、その障碍者の適性にあった作業を把握してもらいます。さらに、企業に出勤し実際に清掃作業や食堂で作業に従事することで、「仕事をする」ことに対する緊張感を感じてもらったり、働くことへのイメージをより明確にしてもらいます。

　就労移行支援事業の利用期間は原則２年ですが、最大３年まで延長可能です。支援終盤にはハローワークとの連携を図り、利用者の希望や適性にあった就労支援も提供します。就職後には余暇の過ごし方の支援、健康管理、職場でのトラブルの解決や相談など働きやすい環境を整えられるよう定期的な連絡支援が提供されます。

　職場定着後は、障碍者の身近な地域において就業に関する相談や日常生活に関する助言をセンター窓口や職場、家庭訪問で行う「障害者就業・生活支援センター」に支援を引き継ぎます。また、職場で不適応が生じている場合は、独立行政法人高齢・障害・求職者雇用支援機構が提供するジョブコーチと連携を図り、作業能率を上げる、作業のミスを減らす等の支援、人間関係やコミュニケーションを改善するため支援を行います。事業主に対しては、障碍を理解し配慮できるような助言、仕事の内容や指導法を改善するための助言・提案を行います。

　「就労継続支援事業」とは、通常の事業所に雇用されることが困難である者に対して、就労の機会の提供・生産活動の機会の提供、その他就労に必要な知識・能力の向上のために必要な訓練の支援を行う事業のことを言います。雇用契約を結び利用する「就労継続支援Ａ型事業」と、雇用契約を結ばないで利用する「就労継続支援Ｂ型事業」の２種類があります。ともに利用期間は定められていません。

　Ａ型事業とＢ型事業の違いは雇用契約の有無、つまり事業者と利用者の雇用関係が成立しているかいないかという点です。ただし、工賃はＡ型にもＢ型にも支払われます。整理すると、Ａ型事業の対象は「通常の事業所で雇用される

ことは困難だが、雇用契約に基づく就労が可能な方」であり、B型事業の対象は「通常の事業所で雇用されることは困難で、雇用契約に基づく就労も困難な方」ということになります。

(2)雇用助成

助成金制度としては、「発達障害者・難治性疾患患者雇用開発助成金」があります。この制度は発達障碍者または難治性疾患患者をハローワークまたは民間の職業紹介事業者等の職業紹介により、雇用保険の一般被保険者として雇い入れた事業主に対して、費用を助成するものです。

6カ月ごとに最大2～4回にわたって図表45の額が支給されます。ただし、支給対象期ごとの支給額は、支給対象期において対象労働者が行った労働に対して支払った賃金額が上限となります。また、対象労働者について最低賃金の減額の特例の許可を受けている場合は、支給対象期中に対象労働者に対して支払った賃金に、大企業は1/4、中小企業は1/3を乗じた額となります。

事業主は雇い入れた発達障碍者（または難治性疾患患者）に対する配慮事項等について報告する義務があります。また雇い入れから約6カ月後にハローワーク職員等が職場訪問を行って実際の確認を受けることが義務付けられています。

図表45　発達障碍者・難治性疾患患者雇用開発助成金の助成額

対象労働者	企業規模	支給額	助成対象期間	支給対象期ごとの支給額
短時間労働者以外の者	中小企業	120万円	2年間	第1期　30万円 第2期　30万円 第3期　30万円 第4期　30万円
	中小企業以外	50万円	1年間	第1期　25万円 第2期　25万円
短時間労働者（※6）	中小企業	80万円	2年間	第1期　20万円 第2期　20万円 第3期　20万円 第4期　20万円
	中小企業以外	30万円	1年間	第1期　15万円 第2期　15万円

(3)ハローワークでの支援

　発達障害専門指導監の指導を受けた就職支援ナビゲータによる相談や支援等を受けることが可能です。

(4)その他

　発達障碍者に対する各種助成金を始めとした就労支援については、(独) 高齢・障害・求職者雇用支援機構または地域障害者職業センター雇用支援課 (都道府県高齢・障害者雇用支援センター) が相談先になります。

参考書式・資料

巻末資料1　事業場における心の健康づくり計画及びストレスチェック実施計画（例）

1．心の健康づくり活動方針
（1）位置づけ
　　本計画は、当社規則「安全衛生管理規則」に基づき、厚生労働省「労働者の心の健康の保持増進のための指針」等に従って、当社の心の健康づくり活動ならびに労働者の心理的な負担の程度を把握するための検査（以下、ストレスチェック）の具体的推進方法を定め、もって従業員の心の健康づくり及び活気のある職場づくりに取り組むためのものである。

（2）心の健康づくりの目標
　　従業員の心の健康は、従業員とその家族の幸福な生活のために、また事業場の生産性及び活気のある職場づくりのために重要な課題であることを認識し、メンタルヘルス不調への対応だけでなく、職場でのコミュニケーションの活性化などを含めた広い意味での心の健康づくりに取り組む。
　　具体的には以下の目標を平成○○年までの○年間に達成する。

　　①管理監督者を含む従業員全員が心の健康問題について理解し、心の健康づくりにおけるそれぞれの役割を果たせるようになる。
　　②円滑なコミュニケーションの推進により活気ある職場づくりを行う。
　　③管理監督者を含む従業員全員の心の健康問題を発生させない。

（3）推進体制
　　従業員、管理監督者、事業場内産業保健スタッフ（産業医、事業場内メンタルヘルス推進担当者等）、人事労務部門、外部機関がそれぞれの役割を果たす。

（4）推進事項
　　以下のとおり実施する。
　ア　相談体制
　　　管理監督者を含む従業員が相談しやすい相談窓口の設置など、心の健康に関する相談体制の充実を図る。
　イ　教育・研修及び情報提供
　　　従業員、管理監督者、事業場内産業保健スタッフ及び人事労務部門がそれぞれの役割を理解し、状況に応じて適切な活動を推進できるように情報提供及び教育・研修の計画的な実施を図る。

ウ　ストレス対策
　　　従業員がストレスに気づいて対処できるように、また、職場環境等における　ストレスを減らすように、ストレスチェックをはじめ各種のストレス対策・職場環境改善対策を実施する。
　エ　マニュアル等
　　　心の健康づくりの体制整備やストレスチェックの実施等の進め方を示す文書・マニュアル等を作成し、全社に周知・徹底する。
　オ　プライバシーへの配慮
　　　従業員が安心して活動に取り組めるよう、個人情報の秘密保持に十分配慮する。

2．心の健康づくり推進体制及びストレスチェック実施体制
　　従業員、管理監督者、事業場内産業保健スタッフ、人事労務部門及び衛生委員会の役割を以下のとおりとする。
　ア　従業員
　　　従業員はストレスや心の健康について理解し、またストレスチェック受検の機会を活用することで、自分のストレスに適切に対処し、必要に応じてストレスチェック結果に基づく保健指導やメンタルヘルス相談を利用すること。
　イ　管理監督者
　　　管理監督者は、職場の管理監督者として、ストレスチェックの集団分析結果等に基づく職場環境等の改善を通したストレスの軽減、部下からの相談への対応を行う。また、管理監督者自身も必要に応じて、ストレスチェック及びその結果に基づく面接指導、メンタルヘルス相談を利用する。
　ウ　事業場内産業保健スタッフ
　　　管理監督者を含む従業員の活動を支援する。
　　（ア）事業場内メンタルヘルス推進担当者
　　　　　原則として衛生管理者等がその役割を担うものとし、産業医の助言を得ながら、心の健康づくり計画の企画、立案、評価・改善、教育研修等の実施、関係者の連絡調整などの実務を担当し、ストレスチェックを含めた事業場の心の健康づくり活動を中心的に推進する。
　　（イ）衛生管理者等（事業場内メンタルヘルス推進担当者を除く）
　　　　　産業医と協力して、ストレスチェックを含めた心の健康づくり活動を推進する。
　　（ウ）産業医
　　　　・心の健康づくり計画の企画・立案及び評価への協力

- ・従業員、管理監督者からの相談への対応と保健指導
- ・職場環境等の評価と改善によるストレスの軽減（ストレスチェックの集団分析結果等に基づくものを含む）
- ・従業員、管理監督者等に対する情報提供及び教育研修
- ・外部医療機関等との連絡
- ・就業上の配慮についての意見（ストレスチェック結果に基づく面接指導の事後措置を含む）

エ　人事労務部門

　　人事労務管理担当者は、従業員、管理監督者からの相談があれば、その対応を行う。人事労務管理の担当者は、管理監督者だけでは対応が困難な問題（職場配置、人事異動等）に対応し、また、労働時間等の改善及び適正配置を行う。

オ　衛生委員会

　　衛生委員会は、事業場内メンタルヘルス推進担当者を中心に心の健康づくり計画の策定、評価に関わる。また、ストレスチェックを含む心の健康づくり活動が計画どおり進められているか評価を行い、継続的な活動を推進する。

カ　ストレスチェック実施者
- ・ストレスチェック実施の企画・立案及び評価への協力
- ・ストレスチェック受検者からの相談への対応
- ・ストレスチェックの集団分析結果等に基づく職場環境等の評価ならびにその結果の事業者への提供
- ・ストレスチェック受検者に対する情報提供及び教育研修

当社のストレスチェックの実施要領は以下の通りである。

(a) 実施体制
- ・実務担当者：〇〇　〇〇（当社総括安全衛生管理者）
- ・実施代表者：〇〇　〇〇（当社産業医）
- ・共同実施者：〇〇　〇〇（当社保健師）
- ・実施事務従事者：〇〇　〇〇（人事労務部人事課安全衛生担当）
- ・委託先実施者：□□　□□（△△健康管理センター医師）
　　　　　　　　　□□　□□（△△健康管理センター保健師）
- ・委託先実施事務従事者：□□　□□（△△健康管理センター情報管理部）

(b) ストレスチェック調査票、評価基準等
- ・使用調査票：職業性ストレス簡易調査票（57項目版）、△△健康管理センターが提供するWebシステムを使用。
- ・高ストレス選定基準・評価方法：『労働安全衛生法に基づくストレス

チェック制度実施マニュアル』（平成27年５月、厚生労働省）で示された「心身のストレス反応」に着目する評価基準に準拠（実施代表者が必要と認めた場合は実施者による面接を追加）。
- 実施頻度・時期：原則として年１回、繁忙期を避けて実施。
- 対象者：全従業員（派遣労働者は派遣元との協議にて実施主体を決定）
- 結果通知：Webシステム上で結果を通知。実施者によるチェックにて結果修正が入った場合と高ストレスと判定され面接指導が必要とされた場合のみ、受検者が希望する連絡手段にて受検者指定の連絡先に通知。結果通知後、実施者もしくは実施事務従事者が同意した者の事業者への結果提供、面接指導勧奨（高ストレスと判定され、面接指導が必要な場合）その他必要な連絡を実施。この場合もあらかじめ受検者が指定した連絡方法・連絡先にて行うものとする。

(c) ストレスチェック結果に基づく面接指導
　　前項の基準に基づき、原則として産業医が実施。産業医もしくは会社が必要と認めた場合、会社が指定する医師による面接を実施。

(d) ストレスチェック結果に基づく集団分析等
- 集計・分析手法：『労働安全衛生法に基づくストレスチェックと面接指導マニュアル』（平成27年４月、厚生労働省）で示された「仕事のストレス判定図」に準拠。
- 対象集団規模：10人以上の部課単位毎に集計。10人未満の部課については原則実施しない。

(e) ストレスチェック結果に関する情報の取扱い
　　会社側関係者のうち、ストレスチェック実施者及び実施事務従事者は個々の従業員の受検結果について委託先から通知され、把握するとともに、当該情報に基づいて面接指導の勧奨、実施等の対応に利用するものとする。面接指導の勧奨に際しては、勧奨そのものによって高ストレス結果であったことが他者に伝わらないよう、十分留意するものとする。その他の管理監督者・人事労務部門は個々の従業員の受検有無についてのみ実施者から通知され、把握するものとする。個々の従業員の受検結果については同意なく通知されない。
　　面接指導の申出があった者については、面接指導対象に該当するかどうか確認するため、ストレスチェック結果は人事労務部門に伝えられる。また、面接指導の結果についても同様であるが、いずれの情報も面接指導実施や面接指導結果に基づく事後措置の実施に必要な最小限度の範囲・内容の共有に留めるよう留意するものとする。
　　集団分析結果については人事労務部門・産業保健スタッフ以外には原則として非開示とする。職場環境改善を実施する際、情報共有が必要と考え

られる当該部署関係者等を都度特定し、その対象範囲に限定して開示するものとする。

		従業員本人	管理監督者（直属上司・部門長等）	ストレスチェック実施者（ストレスチェック実施のみ担当）	面接指導実施医師（面接指導のみ担当）	ストレスチェック・面接指導のいずれも担当しない産業保健スタッフ	実施事務従事者	人事労務部門
ストレスチェック受検の有無		○	○	○	○	○	○	○
ストレスチェック受検の結果（面接指導対象該当の有無）	結果提供についての同意なし	○	×	○	×	×	○	×
	結果提供についての同意あり	○	△	○	○	△	○	○
	面接指導の申出あり	○	△	○	○	○	○	○
面接指導の詳細な内容		○	×	○	○	×	×	△
面接指導に基づく就業意見		○	△	×	○	○	×	○
集団分析の結果		※	※	○	△	△	○	○

○：把握・取得可
△：就業上の措置実施等に必要な範囲・内容に限って把握・取得可
×：把握・取得不可
※：各事業場で検討した上で把握・取得可とするかどうか決定

　(f) 個人情報に関する窓口（質問、苦情、開示請求など）：
　　実施事務従事者：○○○○（人事労務部人事課安全衛生担当）
　　［連絡先］外線０X-XXXX-XXXX、内線YYYY、メールアドレスjoho@????.co.jp
　　委託先実施事務従事者：□□□□（△△健康管理センター情報管理部）
　　［連絡先］０X-XXXX-XXXX、メールアドレスjoho@???.org

３．問題点の把握及び事業場外資源を活用したメンタルヘルスケアの実施
（１）職場環境等の把握と改善
　　ストレスを軽減し、明るい職場づくりを推進するために、ストレスチェックの集団分析結果等を通じて職場環境等の把握と改善を実施する。
　ア　管理監督者による職場環境等の把握と改善

管理監督者は、日常の職場管理や従業員の意見聴取を通じて、当該職場のストレス要因を把握しその改善に努める。
　イ　事業場内産業保健スタッフによる職場環境等の把握と改善
　　　ストレスチェック実施者は、職業性ストレス簡易調査票などの調査票等を用いて職場環境等を評価する。また、事業場内産業保健スタッフは、必要に応じて面接指導対象者に追加調査等を実施し、職場環境等を評価、確認する。また、その結果をもとに、管理監督者に職場環境等の改善について助言し、その実行を支援する。

（２）ストレスチェックの実施
　　セルフケアの推進のため、ストレスチェックの機会を提供する。
　　①従業員は、事業場内産業保健スタッフが提供する各種ストレスチェックを利用して、自らのストレスを適宜チェックするよう努めるものとする。
　　②従業員は、ストレスチェックの結果に応じて、医師（産業医）による面接指導または事業場内産業保健スタッフによるストレスに関する保健指導を受ける。
　　③なお、実施に際し、ストレスチェックは従業員本人のストレスへの気づきとその対処の支援及び職場環境の改善を通じてメンタルヘルス不調となることを未然に防止する一次予防を目的とし、メンタルヘルス不調者の発見を一義的な目的としないこと、またストレスチェックは強要されて受検されるべきものではないこと、ストレスチェックや面接指導の受検有無や結果提供の不同意等を理由とした不利益取扱いを防止すること等の趣旨を十分周知するものとする。

（３）心の健康づくりに関する教育研修・情報提供
　　心の健康づくりの推進のために、関係者に対して教育研修を実施する。
　　ア　全従業員向けの教育研修・情報提供
　　　　セルフケア、特にストレスチェックによる一次予防を促進するため、管理監督者を含む全ての従業員に対して、教育研修・情報提供を行う。
　　イ　管理監督者への教育研修・情報提供
　　　　ラインによるケアを促進するため、管理監督者に対して教育研修・情報提供を行う。
　　ウ　事業場内産業保健スタッフ等への教育研修・情報提供
　　　　ストレスチェック及びその結果に基づく面接指導その他事業場内産業保健スタッフ等によるケアを促進するため、事業場内産業保健スタッフ等に対して、事業場外資源が実施する研修等への参加を含めて教育研修・情報

提供の機会を設ける。事業場内産業保健スタッフ等の職務に応じて専門的な事項を含む教育研修、知識修得等の機会の提供を図る。

（４）事業場外資源を活用した心の健康に関する相談の実施
心の健康に関する相談体制は以下のとおりとする。
ア　管理監督者への相談
従業員は、心の健康に問題や不調を感じた場合には所属職場の管理監督者に相談することができる。管理監督者は、従業員の相談に対応し、必要に応じて産業医、人事労務管理担当者、あるいは当社と契約している「〇〇クリニック」の医師に相談するよう勧める。管理監督者は、相談対応に当たって、従業員のプライバシーに配慮し、従業員から聴いて知った個人情報については原則、本人の了解を得た上で他に伝える。
イ　産業保健スタッフへの相談
従業員はストレスチェック結果に基づく面接指導の他、自らの心の健康問題について産業保健スタッフに相談することができる。管理監督者は部下である従業員の心の健康問題について、産業保健スタッフに相談することができる。相談は、産業保健スタッフが勤務する社内健康管理室の開室時間のほか、電子メールでも行うことができる。産業医は、当社と契約している「〇〇クリニック」の医師と相談しながら、従業員本人や管理監督者に対して助言や指示を行う。産業保健スタッフは、法令及び社内規程に基づく守秘義務に従って相談者の秘密を守って対応する。
ウ　「〇〇クリニック」の医師への相談
従業員及び管理監督者は、当社と契約している「〇〇クリニック」の医師に相談することができる。相談に当たっては、電話０XX-XXX-XXXXで当社社員であることを告げ、相談の予約をすること。１回目の相談は無料であるが、それ以降の相談は有料（保険診療または自費）となる。「〇〇クリニック」の医師への相談内容は原則として秘密にされるが、健康管理上の目的のために、本人の了解を得たうえで、当該管理監督者や産業医などがクリニックの医師から必要な情報を得ることができる。
エ　人事労務管理担当者への相談
必要な場合には、従業員及び管理監督者は自らの心の健康問題について、人事労務管理担当者に相談することができる。人事労務管理担当者は、管理監督者、産業医、当社と契約している「〇〇クリニック」の医師と相談しながら、従業員や管理監督者に対して助言や指示を行う。人事労務管理担当者は、相談者本人や管理監督者が相談した場合にはその当該従業員に相談したことによって不利益が発生しないよう配慮する。

4．個人のプライバシー及び不利益取扱いへの配慮

　職場環境等の評価のための調査やストレスチェックを実施するに当たっては、個人のプライバシーの保護に留意する。また、従業員からの相談対応に当たった者およびストレスチェックの実施事務従事者は、そこで知り得た個人情報の取扱いに当たっては、関連する法令及び社内規程を遵守し、正当な理由なく他に漏らしてはならない。

　ストレスチェックに携わる全ての者は、ストレスチェックや面接指導の受検有無や結果提供の不同意等を理由とした不利益取扱いを行ってはならない。

5．心の健康づくりのための目標及び評価

　効果的な心の健康づくりを進めるために、以下のとおり、1の（2）を長期目標とし、これを実現するために年次目標を設定するとともに、その目標の達成状況について評価を行うこととする。

心の健康づくりの長期目標

> ①管理監督者を含む従業員全員が心の健康問題について理解し、心の健康づくりにおけるそれぞれの役割を果たせるようにする。
> ②円滑なコミュニケーションの推進により活気ある職場づくりを行う。
> ③管理監督者を含む従業員全員の職場環境による心の健康問題を発生させない。
> ④ストレスチェック制度の定着・浸透を図る。

心の健康づくりの年次目標

> ①管理監督者が、心の健康づくり計画の方針と体制を理解し、部下からの相談対応の基本的技術を修得する。
> ②産業保健スタッフ及び「○○クリニック」医師による従業員からの相談対応が円滑に行われる体制を整える。

また、この目標を達成するために、以下のような取り組みを実施する。

> ○管理監督者全員に対して、職場のメンタルヘルスに関する教育・研修を実施する。年間に2回開催し、第1回目は心の健康づくりの方針と計画の内容を徹底して周知する。第2回目は、部下からの相談の対応方法、話の聴き方について研修を実施する。
> ○産業医及び「○○クリニック」医師への相談について、従業員向けのパンフレットを作成して配布するとともに、社内報などにより利用方法を周知する。

> ○ストレスチェックの集団分析結果に基づく職場環境改善の取り組みに着手する。
> 部署単位での良好な取り組みの表彰等、社内での水平展開を図る。

心の健康づくり活動の評価

> ①教育研修への管理監督者の参加率を90%以上とする。
> ②産業保健スタッフ及び「○○クリニック」医師への早い段階での相談を増やす(連絡会議を開催し産業医及び「○○クリニック」医師の面接指導内容の集計等から評価する)。
> ③ストレスチェックの集団分析結果の総合健康リスクを10ポイント低減させる。

巻末資料2　職業性ストレス簡易調査票（57項目）

A. あなたの仕事についてうかがいます。最もあてはまるものに○を付けてください。

	そうだ	まあそうだ	ややちがう	ちがう
1. 非常にたくさんの仕事をしなければならない	1	2	3	4
2. 時間内に仕事が処理しきれない	1	2	3	4
3. 一生懸命働かなければならない	1	2	3	4
4. かなり注意を集中する必要がある	1	2	3	4
5. 高度の知識や技術が必要なむずかしい仕事だ	1	2	3	4
6. 勤務時間中はいつも仕事のことを考えていなければならない	1	2	3	4
7. からだを大変よく使う仕事だ	1	2	3	4
8. 自分のペースで仕事ができる	1	2	3	4
9. 自分で仕事の順番・やり方を決めることができる	1	2	3	4
10. 職場の仕事の方針に自分の意見を反映できる	1	2	3	4
11. 自分の技能や知識を仕事で使うことが少ない	1	2	3	4
12. 私の部署内で意見のくい違いがある	1	2	3	4
13. 私の部署と他の部署とはうまが合わない	1	2	3	4
14. 私の職場の雰囲気は友好的である	1	2	3	4
15. 私の職場の作業環境（騒音、照明、温度、換気など）はよくない	1	2	3	4
16. 仕事の内容は自分にあっている	1	2	3	4
17. 働きがいのある仕事だ	1	2	3	4

B. 最近1か月間のあなたの状態についてうかがいます。最もあてはまるものに○を付けてください。

	ほとんどなかった	ときどきあった	しばしばあった	ほとんどいつもあった
1. 活気がわいてくる	1	2	3	4
2. 元気がいっぱいだ	1	2	3	4
3. 生き生きする	1	2	3	4
4. 怒りを感じる	1	2	3	4
5. 内心腹立たしい	1	2	3	4
6. イライラしている	1	2	3	4
7. ひどく疲れた	1	2	3	4
8. へとへとだ	1	2	3	4
9. だるい	1	2	3	4
10. 気がはりつめている	1	2	3	4
11. 不安だ	1	2	3	4

12. 落着かない	1	2	3	4
13. ゆううつだ	1	2	3	4
14. 何をするのも面倒だ	1	2	3	4
15. 物事に集中できない	1	2	3	4
16. 気分が晴れない	1	2	3	4
17. 仕事が手につかない	1	2	3	4
18. 悲しいと感じる	1	2	3	4
19. めまいがする	1	2	3	4
20. 体のふしぶしが痛む	1	2	3	4
21. 頭が重かったり頭痛がする	1	2	3	4
22. 首筋や肩がこる	1	2	3	4
23. 腰が痛い	1	2	3	4
24. 目が疲れる	1	2	3	4
25. 動悸や息切れがする	1	2	3	4
26. 胃腸の具合が悪い	1	2	3	4
27. 食欲がない	1	2	3	4
28. 便秘や下痢をする	1	2	3	4
29. よく眠れない	1	2	3	4

C. あなたの周りの方々についてうかがいます。最もあてはまるものに○を付けてください。

	非常に	かなり	多少	全くない
次の人たちはどのくらい気軽に話ができますか？				
1. 上司	1	2	3	4
2. 職場の同僚	1	2	3	4
3. 配偶者、家族、友人等	1	2	3	4
あなたが困った時、次の人たちはどのくらい頼りになりますか？				
4. 上司	1	2	3	4
5. 職場の同僚	1	2	3	4
6. 配偶者、家族、友人等	1	2	3	4
あなたの個人的な問題を相談したら、次の人たちはどのくらいきいてくれますか？				
7. 上司	1	2	3	4
8. 職場の同僚	1	2	3	4
9. 配偶者、家族、友人等	1	2	3	4

D. 満足度について

	満足	まあ満足	やや不満足	不満足
1. 仕事に満足だ	1	2	3	4
2. 家庭生活に満足だ	1	2	3	4

巻末資料3　職業性ストレス簡易調査票（簡略版23項目）

A. あなたの仕事についてうかがいます。最もあてはまるものに○を付けてください。

	そうだ	まあそうだ	ややちがう	ちがう
1. 非常にたくさんの仕事をしなければならない	1	2	3	4
2. 時間内に仕事が処理しきれない	1	2	3	4
3. 一生懸命働かなければならない	1	2	3	4
8. 自分のペースで仕事ができる	1	2	3	4
9. 自分で仕事の順番・やり方を決めることができる	1	2	3	4
10. 職場の仕事の方針に自分の意見を反映できる	1	2	3	4

B. 最近1か月間のあなたの状態についてうかがいます。最もあてはまるものに○を付けてください。

	ほとんどなかった	ときどきあった	しばしばあった	ほとんどいつもあった
7. ひどく疲れた	1	2	3	4
8. へとへとだ	1	2	3	4
9. だるい	1	2	3	4
10. 気がはりつめている	1	2	3	4
11. 不安だ	1	2	3	4
12. 落着かない	1	2	3	4
13. ゆううつだ	1	2	3	4
14. 何をするのも面倒だ	1	2	3	4
16. 気分が晴れない	1	2	3	4
27. 食欲がない	1	2	3	4
29. よく眠れない	1	2	3	4

C. あなたの周りの方々についてうかがいます。最もあてはまるものに○を付けてください。

	非常に	かなり	多少	全くない
次の人たちはどのくらい気軽に話ができますか？				
1. 上司	1	2	3	4
2. 職場の同僚	1	2	3	4
あなたが困った時、次の人たちはどのくらい頼りになりますか？				
4. 上司	1	2	3	4
5. 職場の同僚	1	2	3	4
あなたの個人的な問題を相談したら、次の人たちはどのくらいきいてくれますか？				
7. 上司	1	2	3	4
8. 職場の同僚	1	2	3	4

巻末資料4　外部機関にストレスチェック及び面接指導の実施を委託する場合のチェックリスト例

ストレスチェック制度についての理解
- □ ストレスチェックの目的が主に一次予防にあること、実施者やその他の実施事務従事者に対して、労働安全衛生法第104条に基づく守秘義務が課されること、本人の同意なくストレスチェック結果を事業者に提供することが禁止されていること等を委託先が理解しているか。
- □ 実施者やその他の実施事務従事者となる者に対して、研修を受けさせる等により、これらの制度の仕組みや個人情報保護の重要性について周知し、理解させているか。
- □ 外部機関と当該事業場の産業医等が密接に連携することが望ましいことを理解してしているか。実施体制
- □ 受託業務全体を管理するための体制が整備されているか（全体の管理責任者が明確になっているか）。
- □ 受託業務を適切に実施できる人数の下記の者が確保され、かつ明示されているか。
  また、下記の者がストレスチェック制度に関する十分な知識を有しているか。
- ○ ストレスチェックの実施者として必要な資格を有する者
- ○ ストレスチェック結果に基づいて面接指導を行う産業医資格を有する医師
- ○ 実施者や医師の指示に基づいてストレスチェックや面接指導の実施の補助業務を行う実施事務従事者
- □ 実施事務従事者の担当する業務の範囲は必要な範囲に限定され、また明確になっているか。
- □ ストレスチェックや面接指導に関して、労働者からの問い合わせに適切に対応できる体制が整備されているか。
- □ 実施者やその他の実施事務従事者が、必要に応じて委託元の産業保健スタッフと綿密に連絡調整を行う体制が取られているか。

ストレスチェックの調査票・評価方法及び実施方法
- □ ストレスチェックに用いる調査票の選定、評価方法及び高ストレス者の選定基準の決定についての提案等を明示された実施者が行うこととなっているか。

（調査票）
- □ 提案されるストレスチェックに用いる調査票は法令の要件（ストレス要因、心身のストレス反応及び周囲のサポートの3領域を含むものか等）を

満たすか。
- ☐ 国が示す標準的な57項目の調査票又は23項目の簡易版以外の調査票を用いる場合は、科学的な根拠が示されているか。

（評価方法）
- ☐ 提案されるストレスチェック結果の評価方法及び高ストレス者の選定方法・基準は法令の要件を満たすか。
- ☐ 提案されるストレスチェック結果の評価方法及び高ストレス者の選定方法・基準は分かりやすく労働者に開示されるか。

（実施方法）
- ☐ 調査票の記入・入力、記入・入力の終わった調査票の回収等が、実施者やその他の実施事務従事者及び労働者本人以外の第三者に見られないような状態で行える方法が取られるか。ICTを用いて行う場合は、実施者及び労働者本人以外の第三者に見られないようなパスワード管理、不正アクセス等を防止するセキュリティ管理が適切に行われるか。
- ☐ 実施者が受検者全員のストレスチェック結果を確認し、面接指導の要否を判断する体制が取られるか。
- ☐ 高ストレス者の選定に当たり、調査票に加えて補足的に面談を行う場合、当該面談を行う者は、医師、保健師等の適切な国家資格保有者であるか、又は臨床心理士、産業カウンセラー等の心理専門職となるか。また、当該面談は実施者の指示の下に実施する体制が取られるか。
- ☐ 労働者の受検の状況を適切に把握し、事業者からの求めに応じて、受検状況に関する情報を提供できる体制が取られるか。
- ☐ 集団ごとの集計・分析を行い、わかりやすく結果を示すことができるか。その際、集団ごとの集計・分析の単位は、回答者10人以上となるか。

ストレスチェック実施後の対応
- ☐ ストレスチェック結果の通知は、実施者やその他の実施事務従事者及び労働者本人以外の第三者に知られることのない形で、直接本人にされる方法がとられるか。
- ☐ 本人に通知する内容は、①ストレスの特徴や傾向を数値、図表等で示したもの、②高ストレスの該当の有無、③面接指導の要否など、法令に定められた内容を網羅するものとなるか。
- ☐ 面接指導が必要な労働者に対して、実施者やその他の実施事務従事者及び労働者本人以外の第三者に分からないような適切な方法で面接指導の申出を促す体制がとられるか。
- ☐ ストレスチェックの結果、緊急に対応が必要な労働者がいる場合に、委託元の産業保健スタッフを通じた事業者との連絡調整を含め、適切に対応で

きる体制が取られるか。
- ☐ ストレスチェックの結果を事業者に通知することについての同意の取得方法について、法令に則った方法になるか（事前や実施時に同意を取得するような不適切な方法が取られないか）。
- ☐ 実施者又はその他の実施事務従事者が結果の記録を5年間保存するための具体的な方法が明示され、そのために必要な施設、設備が整備され、実施者及び労働者本人以外の第三者が結果を閲覧できないような十分なセキュリティが確保されるか。

面接指導の実施方法
- ☐ 面接指導を実施場所はプライバシー保護や労働者の利便性の観点から適切か。
- ☐ 面接指導を実施するに当たり、事業者から対象となる労働者の労働時間、労働密度、深夜業の回数及び時間数、作業態様、作業負荷の状況等の勤務の状況や職場環境等に関する情報を事業者から入手し、適切に取扱う体制となっているか。

面接指導実施後の対応
- ☐ 面接指導の結果を事業者に通知するに当たり、就業上の措置を実施するため必要最小限の情報に限定し、診断名、検査値、具体的な愁訴の内容等の生データが提供されることがないような方法が取られるか。
- ☐ 面接指導の結果、緊急に対応が必要な労働者がいる場合に、委託元の産業保健スタッフを通じた事業者との連絡調整を含め、適切に対応できる体制が取られるか。

巻末資料5　ストレスチェックの結果の通知例

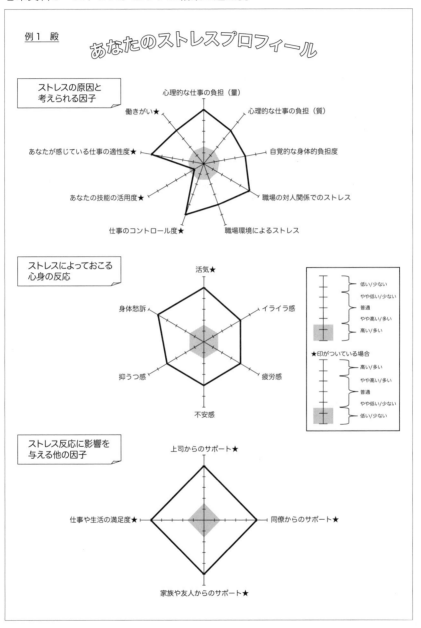

巻末資料6　面接指導の要否例

<面接指導の要否について>　例　(「マニュアル」による)

　あなたはストレスが高い状態です（高ストレス者に該当します）。医師の面接指導を受けていただくことをおすすめします。以下の申出窓口にご連絡下さい。
○○○○（メール：****@**** 電話：****-****）
※面接指導を申出した場合は、ストレスチェック結果は会社側に提供されます。また、面接指導の結果、必要に応じて就業上の措置が講じられることになります。
※医師の面接指導ではなく、相談をご希望の方は、下記までご連絡下さい。
　○○○○（メール：****@**** 電話：****-****）

ストレスチェック実施者 産業医○○○○

巻末資料7　ストレスプロフィールの通知例

あなたのストレスプロフィールのご説明

　同封いたしました"あなたのストレスプロフィール"は、あなたのストレスの状態を、相対的に低い／少ないから高い／多いまで評価をしたものです。このプロフィールは、あくまでも参考値であり、絶対的なものではありません。プロフィールは、2種類のグラフで示されています。表形式のプロフィールでは、各項目ごとに■■の範囲に入る場合はストレス度が高く（多く）、逆に■■の範囲から外れるほどストレス度が低い（少ない）ことを示します。また、レーダーチャートのプロフィールは、表形式のプロフィールの形を変えたもので、線が外側にあるほどストレス度が低く好ましい状況を示し、線が内側にあり■■の範囲に入る項目が多いほどストレス度が高いことを示します。表形式およびレーダーチャート式のプロフィールで、■■部分に入る項目の多かった方は、ご自分のストレスの状況を知り、仕事のペース配分に気をつけたり、リラックスの時間を取るなどの工夫が必要かもしれません。

　また、プロフィールの中で○印あるいは交点がない場合には、一部質問にご回答していただけなかった項目があり、得点が算出できなかったことを意味しております。

　なお、今回の結果はあなたのストレスプロフィール調査を実施した時点におけるストレスの状態を示したものであることにご注意ください。また、このプロフィールのみでストレス状態をすべて把握できるわけではなく、心配ごとや体の不調がありましたら、健康支援室で産業医や保健師、カウンセラーなどに相談されることをお勧めいたします。

ストレスとは？

　ストレスとは、ある社会的な事柄が刺激となってヒトの体や心におこる反応のことをいいます。私たちは皆、仕事をしたり、人と話をしたり、日常生活では何らかの刺激を受けそれに反応しており、少なからずストレスが生じていることが考えられます。「ストレスは人生のスパイス」ともいわれているように、ある程度のストレスは仕事の能率をあげたり、健康を維持する上でも必要なものでしょう。しかし、ストレスが過剰に積み重なると、集中力がなくなったり、気持ちよく仕事が出来なかったり、眠れなくなったりし、時にはこれらのために体の調子が悪くなることもあります。従来のストレステストでは、ストレスによって起こる心身の反応の視点のみからストレス度のチェックを行っていましたが、今回の"あなたのストレスプロフィール"では、ストレスを「ストレスによっておこる心身の反応のみ」でなく、「ストレスの原因と考えられる因

子」、「ストレス反応に影響を与える因子」の3つの視点からお示ししています。

1．ストレスの原因と考えられる因子

　仕事の量が多すぎたり、限られた時間内に多くの仕事をしなければならない状態では「心理的な仕事の負担（量）」が高くなるでしょう。この状態が持続すると、疲労が蓄積し、さらにはいきいきとした感情が低下し、心身の過度の疲労状態を示すことがあります。「心理的な仕事の負担（量）」が極端に高い方は、もう一度ご自分の仕事量を見つめ直し、それが大きな負担になっていると感じる場合には上司や同僚などに相談されることをお勧めいたします。

　次に、「心理的な仕事の負担（質）」は、集中力や高い技術を要求される仕事についている場合に高くなります。「自覚的な身体的負担度」は、文字どおり身体的負担の高低を示します。これらの負担度が高い仕事についている方は、仕事が一段落した時や、昼休みなどの休憩時間に全く別のことを考えてリラックスしたり、疲れがたまらないうちに頭やからだを休めることが重要でしょう。

　「職場の対人関係」についてですが、職場は上司、同僚、部下などと顔を合わせ、1日の3分の1以上を過ごす場所ですので、そこで起こるさまざまな対人関係はストレスとなりうる大きな要素です。この点数が高い方は、職場の周りの方との関係でストレスを感じ、時に精神的な負担になっている場合もあるでしょう。それとは逆に、この点数の低い方は、仕事上のストレスがたとえ強かったとしても、悩みや愚痴を聞いてもらうなどして対人関係がストレスの軽減に役立っていることも考えられます。職場の対人関係は、個人的な努力で改善することはなかなか難しいかもしれませんが、一人で悩まず信頼できる友人や先輩、あるいはその問題が自分一人で抱えきれないときには、産業医や保健師を訪れ相談してみることをお勧めいたします。

　「仕事のコントロール度」とは仕事の内容や予定や手順などを自分で決められる程度のことです。例えば、達成すべき目標が高く設定されている仕事や、上司から一方的に与えられたり、急な変更が多く予定が立てにくい仕事などがコントロール度の低い仕事に当たります。このような状況は、個人の努力だけで改善することは困難かもしれませんが、前述の「心理的な仕事の負担（量）」の高い状況とコントロール度の低い状況とが重なるとさらに負担が大きく、ストレス度が高くなりますので注意が必要です。

　「技能の活用度」、「仕事の適性度」、そして「働きがい」は、あなたご自身がこれらの項目に対してどのようにお考えかを示しています。すなわち、これらが高ければ、自分の持つ技能は十分に活用され、仕事の内容は自分に合っていて、働きがいもあると感じているわけです。ただし、これらの結果が今回お返ししたプロフィールで低くとも、今後、仕事の種類や会社の状況により、あな

た自身の技能が活用され、仕事もご自分にむいていると感じられ、働きがいも湧いてくることもあるでしょう。

2．ストレスによっておこる心身の反応

　ストレスをうまく解消できないと、精神的、身体的不健康がもたらされることがあります。

　仕事や対人関係などでイライラしたり、疲れを感じたり、不安になったり、あるいはふさぎ込んでしまうことは、どなたも経験があることでしょう。ストレスがかかったときにこのような状態になることはある意味で普通の反応かもしれません。しかし、そのような状態がなかなか変わらず長く続く時には、精神的な不調を来している可能性も考えられます。また、「活気」は心やからだの健康状態を示すとも考えられ、低い場合には元気がなく活動力が低下している状態が推察されます。「イライラ感」、「疲労感」、「不安感」、そして「抑うつ感」（気分の落ち込み）の得点の高い方、さらに「活気」も低い方は、過剰なストレスがかかっていないかを再点検し、そのような状態が続くときには産業医などに相談してみることをおすすめいたします。

　また、ストレスがかかることにより、イライラ感や不安感が無くとも、めまいがする、頭が重いなどの身体の不調（身体愁訴）が出現することもあります。「身体愁訴」の得点が高く体調の悪い方は、まず身体の異常がないかチェックを受けましょう。異常が特になく、イライラ感、疲労感、不安感、抑うつ感などの精神的ストレスの得点とともに身体愁訴の得点が高い方は、ストレスが過剰であるあまり精神的にも身体的にも不調を来している可能性も考えられますので、ご自分で再点検なさることが必要であると思われます。なお、身体愁訴の点数のみが高い方も、ストレスが過剰である可能性がありますので、ストレスの原因とつき合わせて再点検して下さい。

　お示ししたストレスプロフィールの項目の他、飲酒量が増えたり、タバコの本数が増える、といった行動の変化もストレス反応として考えることが出来ます。お酒も適度に飲むことはストレスのはけ口になりえますが、過度の取りすぎはアルコール依存症として肝機能障碍、循環器疾患、そしてがんなどの病気の原因になり得ますので、注意していただきたいところです。むろん、タバコには百害あって１利なし。頼ってはいけません。

3．ストレス反応に影響を与える他の因子

　職場の人や家族からの「サポート」はストレスを軽減する効果があります。今回のアンケートではあなたが周囲の人からどの程度サポートを受けていると感じているかをお伺いいたしました。職場のサポートの中でも大切なのは日頃のコミュニケーションと言えるでしょう。コミュニケーションを密に行うこと

によって、お互いの信頼関係を養うことができ、そうすることでストレスを軽くしたり、和らげることができます。また、仕事でつらい時、悩みのある時には、それを周囲に相談し、自らサポートを求めることも大切ではないかと思われます。

　最後に「仕事や生活の満足度」ですが、満足度が高い方は、ストレスが高くともそれに対して前向きに対応していくことができ、ストレスを克服していくことも可能ではないかと考えられます。この得点が低い方は、今回のストレスプロフィール全般をご覧いただき、ご自分なりに満足度が低い理由をお考えになってみてください。そして、もしもご自分なりの解答がだせないときには、ご家族や気軽に話せる友人に相談したり、それでも納得できないときには産業医などに相談することをお勧めいたします。

巻末資料8　ストレスチェック制度実施規程（例）

ストレスチェック制度実施規程（例）

第1章　総則

（規程の目的・変更手続き・周知）
第1条　この規程は、労働安全衛生法第66条の10の規定に基づくストレスチェック制度を株式会社○○○において実施するに当たり、その実施方法等を定めるものである。
2　ストレスチェック制度の実施方法等については、この規程に定めるほか、労働安全衛生法その他の法令の定めによる。
3　会社がこの規程を変更する場合は、衛生委員会において調査審議を行い、その結果に基づいて変更を行う。
4　会社は規程の写しを社員に配布又は社内掲示板に掲載することにより、適用対象となる全ての社員に規程を周知する。
（適用範囲）
第2条　この規程は、次に掲げる株式会社○○○の全社員及び派遣社員に適用する。
一　期間の定めのない労働契約により雇用されている正社員
二　期間を定めて雇用されている契約社員
三　パート社員・アルバイト社員
四　人材派遣会社から株式会社に派遣されている派遣社員
（制度の趣旨等の周知）
第3条　会社は、社内掲示板に次の内容を掲示するほか、本規程を社員に配布又は社内掲示板に掲載することにより、ストレスチェック制度の趣旨等を社員に周知する。
一　ストレスチェック制度は、社員自身のストレスへの気付き及びその対処の支援並びに職場環境の改善を通じて、メンタルヘルス不調となることを未然に防止する一次予防を目的としており、メンタルヘルス不調者の発見を一義的な目的とはしないものであること。
二　社員がストレスチェックを受ける義務まではないが、専門医療機関に通院中などの特別な事情がない限り、全ての社員が受けることが望ましいこと。
三　ストレスチェック制度では、ストレスチェックの結果は直接本人に通知され、本人の同意なく会社が結果を入手するようなことはないこと。したがって、ストレスチェックを受けるときは、正直に回答することが重要であること。

四 本人が面接指導を申し出た場合や、ストレスチェックの結果の会社への提供に同意した場合に、会社が入手した結果は、本人の健康管理の目的のために使用し、それ以外の目的に利用することはないこと。

第2章 ストレスチェック制度の実施体制

(ストレスチェック制度担当者)
第4条 ストレスチェック制度の実施計画の策定及び計画に基づく実施の管理等の実務を担当するストレスチェック制度担当者は、○○課職員とする。
2 ストレスチェック制度担当者の氏名は、別途、社内掲示板に掲載する等の方法により、社員に周知する。また、人事異動等により担当者の変更があった場合には、その都度、同様の方法により社員に周知する。第5条のストレスチェックの実施者、第6条のストレスチェックの実施事務従事者、第7条の面接指導の実施者についても、同様の扱いとする。
(ストレスチェックの実施者)
第5条 ストレスチェックの実施者は、会社の産業医及び保健師の2名とし、産業医を実施代表者、保健師を共同実施者とする。
(ストレスチェックの実施事務従事者)
第6条 実施者の指示のもと、ストレスチェックの実施事務従事者として、衛生管理者及び○○課職員に、ストレスチェックの実施日程の調整・連絡、調査票の配布、回収、データ入力等の各種事務処理を担当させる。
2 衛生管理者又は○○課の職員であっても、社員の人事に関して権限を有する者(課長、調査役)は、これらのストレスチェックに関する個人情報を取り扱う業務に従事しない。
(面接指導の実施者)
第7条 ストレスチェックの結果に基づく面接指導は、会社の産業医が実施する。

第3章 ストレスチェック制度の実施方法

第1節 ストレスチェック
(実施時期)
第8条 ストレスチェックは、毎年○月から○月の間のいずれかの1週間の期間を部署ごとに設定し、実施する。
(対象者)
第9条 ストレスチェックは、派遣社員も含む全ての社員を対象に実施する。ただし派遣社員のストレスチェック結果は、集団ごとの集計・分析の

目的のみに使用する。
2　ストレスチェック実施期間中に、出張等の業務上の都合によりストレスチェックを受けることができなかった社員に対しては、別途期間を設定して、ストレスチェックを実施する。
3　ストレスチェック実施期間に休職していた社員のうち、休職期間が1月以上の社員については、ストレスチェックの対象外とする。

（受検の方法等）
第10条　社員は、専門医療機関に通院中などの特別な事情がない限り、会社が設定した期間中にストレスチェックを受けるよう努めなければならない。
2　ストレスチェックは、社員の健康管理を適切に行い、メンタルヘルス不調を予防する目的で行うものであることから、ストレスチェックにおいて社員は自身のストレスの状況をありのままに回答すること。
3　会社は、なるべく全ての社員がストレスチェックを受けるよう、実施期間の開始日後に社員の受検の状況を把握し、受けていない社員に対して、実施事務従事者又は各職場の管理者（部門長など）を通じて受検の勧奨を行う。

（調査票及び方法）
第11条　ストレスチェックは、別紙1の調査票（職業性ストレス簡易調査票）を用いて行う。
2　ストレスチェックは、社内LANを用いて、オンラインで行う。ただし、社内LANが利用できない場合は、紙媒体で行う。

（ストレスの程度の評価方法・高ストレス者の選定方法）
第12条　ストレスチェックの個人結果の評価は、「労働安全衛生法に基づくストレスチェック制度実施マニュアル」（平成27年5月厚生労働省労働基準局安全衛生部労働衛生課産業保健支援室）（以下「マニュアル」という。）に示されている素点換算表を用いて換算し、その結果をレーダーチャートに示すことにより行う。
2　高ストレス者の選定は、マニュアルに示されている「評価基準の例（その1）」に準拠し、以下のいずれかを満たす者を高ストレス者とする。
　①「心身のストレス反応」（29項目）の合計点数が77点以上である者
　②「仕事のストレス要因」（17項目）及び「周囲のサポート」（9項目）を合算した合計点数が76点以上であって、かつ「心身のストレス反応」（29項目）の合計点数が63点以上の者

（ストレスチェック結果の通知方法）
第13条　ストレスチェックの個人結果の通知は、実施者の指示により、実施事務従事者が、実施者名で、各社員に電子メールで行う。ただし、電子メールが利用できない場合は、封筒に封入し、紙媒体で配布する。

（セルフケア）

第14条　社員は、ストレスチェックの結果及び結果に記載された実施者による助言・指導に基づいて、適切にストレスを軽減するためのセルフケアを行うように努めなければならない。

（会社への結果提供に関する同意の取得方法）

第15条　ストレスチェックの結果を電子メール又は封筒により各社員に通知する際に、結果を会社に提供することについて同意するかどうかの意思確認を行う。会社への結果提供に同意する場合は、社員は結果通知の電子メールに添付又は封筒に同封された別紙２の同意書に入力又は記入し、発信者あてに送付しなければならない。

2　同意書により、会社への結果通知に同意した社員については、実施者の指示により、実施事務従事者が、会社の人事労務部門に、社員に通知された結果の写しを提供する。

（ストレスチェックを受けるのに要する時間の賃金の取扱い）

第16条　ストレスチェックを受けるのに要する時間は、業務時間として取り扱う。

2　社員は、業務時間中にストレスチェックを受けるものとし、管理者は、社員が業務時間中にストレスチェックを受けることができるよう配慮しなければならない。

第２節　医師による面接指導

（面接指導の申出の方法）

第17条　ストレスチェックの結果、医師の面接指導を受ける必要があると判定された社員が、医師の面接指導を希望する場合は、結果通知の電子メールに添付又は封筒に同封された別紙３の面接指導申出書に入力又は記入し、結果通知の電子メール又は封筒を受け取ってから30日以内に、発信者あてに送付しなければならない。

2　医師の面接指導を受ける必要があると判定された社員から、結果通知後○日以内に面接指導申出書の提出がなされない場合は、実施者の指示により、実施事務従事者が、実施者名で、該当する社員に電子メール又は電話により、申出の勧奨を行う。

　　また、結果通知から30日を経過する前日（当該日が休業日である場合は、それ以前の最後の営業日）に、実施者の指示により、実施事務従事者が、実施者名で、該当する社員に電子メール又は電話により、申出に関する最終的な意思確認を行う。なお、実施事務従事者は、電話で該当する社員に申出の勧奨又は最終的な意思確認を行う場合は、第三者にその社員が面接指導の対象者であることが知られることがないよう配慮しなければならない。

（面接指導の実施方法）

第18条　面接指導の実施日時及び場所は、面接指導を実施する産業医の指示により、実施事務従事者が、該当する社員及び管理者に電子メール又は電話により通知する。
　　　面接指導の実施日時は、面接指導申出書が提出されてから、30日以内に設定する。なお、実施事務従事者は、電話で該当する社員に実施日時及び場所を通知する場合は、第三者にその社員が面接指導の対象者であることが知られることがないよう配慮しなければならない。
2　通知を受けた社員は、指定された日時に面接指導を受けるものとし、管理者は、社員が指定された日時に面接指導を受けることができるよう配慮しなければならない。
3　面接指導を行う場所は、健康支援室とする。
(面接指導結果に基づく医師の意見聴取方法)
第19条　会社は、産業医に対して、面接指導が終了してから遅くとも30日以内に、別紙4の面接指導結果報告書兼意見書により、結果の報告及び意見の提出を求める。
(面接指導結果を踏まえた措置の実施方法)
第20条　面接指導の結果、就業上の措置が必要との意見書が産業医から提出され、人事異動を含めた就業上の措置を実施する場合は、人事労務部門の担当者が、産業医同席の上で、該当する社員に対して、就業上の措置の内容及びその理由等について説明を行う。
2　社員は、正当な理由がない限り、会社が指示する就業上の措置に従わなければならない。
(面接指導を受けるのに要する時間の賃金の取扱い)
第21条　面接指導を受けるのに要する時間は、業務時間として取り扱う。

第3節　集団ごとの集計・分析
(集計・分析の対象集団)
第22条　ストレスチェック結果の集団ごとの集計・分析は、原則として、課ごとの単位で行う。ただし、10人未満の課については、同じ部門に属する他の課と合算して集計・分析を行う。
(集計・分析の方法)
第23条　集団ごとの集計・分析は、マニュアルに示されている仕事のストレス判定図を用いて行う。
(集計・分析結果の利用方法)
第24条　実施者の指示により、実施事務従事者が、会社の人事労務部門に、課ごとに集計・分析したストレスチェック結果(個人のストレスチェック結果が特定されないもの)を提供する。

2　会社は、課ごとに集計・分析された結果に基づき、必要に応じて、職場環境の改善のための措置を実施するとともに、必要に応じて集計・分析された結果に基づいて管理者に対して研修を行う。社員は、会社が行う職場環境の改善のための措置の実施に協力しなければならない。

第4章　記録の保存

(ストレスチェック結果の記録の保存担当者)
第25条　ストレスチェック結果の記録の保存担当者は、第6条で実施事務従事者として規定されている衛生管理者とする。
(ストレスチェック結果の記録の保存期間・保存場所)
第26条　ストレスチェック結果の記録は、会社のサーバー内に5年間保存する。
(ストレスチェック結果の記録の保存に関するセキュリティの確保)
第27条　保存担当者は、会社のサーバー内に保管されているストレスチェック結果が第三者に閲覧されることがないよう、責任をもって閲覧できるためのパスワードの管理をしなければならない。
(事業者に提供されたストレスチェック結果・面接指導結果の保存方法)
第28条　会社の人事労務部門は、社員の同意を得て会社に提供されたストレスチェック結果の写し、実施者から提供された集団ごとの集計・分析結果、面接指導を実施した医師から提供された面接指導結果報告書兼意見書(面接指導結果の記録)を、社内で5年間保存する。
2　人事労務部門は、第三者に社内に保管されているこれらの資料が閲覧されることがないよう、責任をもって鍵の管理をしなければならない。

第5章　ストレスチェック制度に関する情報管理

(ストレスチェック結果の共有範囲)
第29条　社員の同意を得て会社に提供されたストレスチェックの結果の写しは、人事労務部門内のみで保有し、他の部署の社員には提供しない。
(面接指導結果の共有範囲)
第30条　面接指導を実施した医師から提供された面接指導結果報告書兼意見書(面接指導結果の記録)は、人事労務部門内のみで保有し、そのうち就業上の措置の内容など、職務遂行上必要な情報に限定して、該当する社員の管理者及び上司に提供する。
(集団ごとの集計・分析結果の共有範囲)
第31条　実施者から提供された集計・分析結果は、人事労務部門で保有するとともに、課ごとの集計・分析結果については、当該課の管理者に提供する。
2　課ごとの集計・分析結果とその結果に基づいて実施した措置の内容は、衛

生委員会に報告する。
(健康情報の取扱いの範囲)
第32条 ストレスチェック制度に関して取り扱われる社員の健康情報のうち、診断名、検査値、具体的な愁訴の内容等の生データや詳細な医学的情報は、産業医又は保健師が取り扱わなければならず、人事労務部門に関連情報を提供する際には、適切に加工しなければならない。

第6章 情報開示、訂正、追加及び削除と苦情処理

(情報開示等の手続き)
第33条 社員は、ストレスチェック制度に関して情報の開示等を求める際には、所定の様式を、電子メールにより課に提出しなければならない。
(苦情申し立ての手続き)
第34条 社員は、ストレスチェック制度に関する情報の開示等について苦情の申し立てを行う際には、所定の様式を、電子メールにより課に提出しなければならない。
(守秘義務)
第35条 社員からの情報開示等や苦情申し立てに対応する課の職員は、それらの職務を通じて知り得た社員の秘密(ストレスチェックの結果その他の社員の健康情報)を、他人に漏らしてはならない。

第7章 不利益な取扱いの防止

(会社が行わない行為)
第36条 会社は、社内掲示板に次の内容を掲示するほか、本規程を社員に配布することにより、ストレスチェック制度に関して、会社が次の行為を行わないことを社員に周知する。
一 ストレスチェック結果に基づき、医師による面接指導の申出を行った社員に対して、申出を行ったことを理由として、その社員に不利益となる取扱いを行うこと。
二 社員の同意を得て会社に提供されたストレスチェック結果に基づき、ストレスチェック結果を理由として、その社員に不利益となる取扱いを行うこと。
三 ストレスチェックを受けない社員に対して、受けないことを理由として、その社員に不利益となる取扱いを行うこと。
四 ストレスチェック結果を会社に提供することに同意しない社員に対して、同意しないことを理由として、その社員に不利益となる取扱いを行うこと。
五 医師による面接指導が必要とされたにもかかわらず、面接指導の申出を行わない社員に対して、申出を行わないことを理由として、その社員に不利益

となる取扱いを行うこと。
六　就業上の措置を行うに当たって、医師による面接指導を実施する、面接指導を実施した産業医から意見を聴取するなど、労働安全衛生法及び労働安全衛生規則に定められた手順を踏まずに、その社員に不利益となる取扱いを行うこと。
七　面接指導の結果に基づいて、就業上の措置を行うに当たって、面接指導を実施した産業医の意見とはその内容・程度が著しく異なる等医師の意見を勘案し必要と認められる範囲内となっていないものや、社員の実情が考慮されていないものなど、労働安全衛生法その他の法令に定められた要件を満たさない内容で、その社員に不利益となる取扱いを行うこと。
八　面接指導の結果に基づいて、就業上の措置として、次に掲げる措置を行うこと。
①解雇すること。
②期間を定めて雇用される社員について契約の更新をしないこと。
③退職勧奨を行うこと。
④不当な動機・目的をもってなされたと判断されるような配置転換又は職位（役職）の変更を命じること。
⑤その他の労働契約法等の労働関係法令に違反する措置を講じること。

附則
（施行期日）
第1条　この規程は、平成〇年〇月〇日から施行する。

巻末資料9　面接指導の申出をもって通知に同意したとみなす文書例

産業医からのお知らせ

　こんにちは。○○会社△△事業場 産業医の＊＊＊＊です。
　今回のストレスチェックの結果、あなたのストレス度が高いとの結果でしたので、個別にご連絡しております（個別結果については別途Webないし結果報告書でご確認ください）。
　ストレスチェックを行った時点と、その直前1カ月程度の状態が反映されているという条件ですが、あなたのストレスバランスが崩れている可能性がありますので、心配しています。
　現在の心身の状態はいかがでしょうか。もし何らかの不調やストレスの存在を自覚されるようでしたら、下記日程のいずれかで、「ストレスチェックに基づく産業医面接」を強くお勧めします。
　その際に、今回のストレスチェックの個別結果の紹介とその説明も改めて行います。

＜面接室開設日程＞
①＊＊月＊日（木）②＊＊月＊＊日（月）③＊＊月＊＊日（木）④＠＠月＠日（月）
⑤＠＠月＠＠日（木）
＜面接開始時間＞初回の面接時間は50分間を予定しています。
㋐14：00　㋑15：00　㋒16：00　㋓17：00

＜面接申込方法と注意点＞【注；受付期間は＊＊月＊＊日（金）〜＠＠月＠＠日（火）】
①下記電話番号もしくはE-mailへご連絡をお願いします。
　ご用件（「ストレスチェック後の面接希望」とお伝え・ご記載ください）、労働者番号、お名前、所属名、ご連絡先、面接希望日時（第一希望から第三希望）をお知らせください。
②なお、上記の産業医面接に、労働者が希望されて申し込まれた場合は、意義申出を行わない限り労働安全衛生法の規定と事業場の衛生委員会での決議事項にしたがって、あなたが「面接指導対象者である」との情報を、産業医から人事労務担当者に提供させていただきますので、ご了承ください。
　ご同意がない限り、面接指導対象者であるとの情報はお伝えしませんし、面接内容も確実に守秘義務の範疇で取り扱いますのでご安心ください。

※その他：ストレスチェック結果の通知に同意はできないが、面談を希望したい場合には、「健康相談」希望という枠にて申し込まれてください。
　この場合はストレスチェック結果に関わらず、通常と同様に、保健師等または産業医による面談となり、保健師等と産業医のみが情報を共有いたします。安心してご利用ください。

巻末資料10　面接指導の勧奨文書例（「マニュアル」を元に著者改変）

ストレスチェック受検者の皆様へ

　ストレスチェックの受検結果をお知らせ致します。

1）当結果に基づいた医師による面接指導について
　職場でストレスを感じる労働者の割合は年々増加傾向にあり、メンタルヘルス不調による労災認定も増加してきています。そのような現状を鑑み、平成26年の労働安全衛生法改正により、「心理的な負担の程度を把握するための検査」（ストレスチェック）の実施が事業者に義務付けられることとなりました。
　制度の狙いは、労働者の皆様に年一回、自身のストレスに関する気づきの機会をもっていただくことですが、高ストレス状態にあると判断された方々が医師による面接指導を受けるかどうかはあくまで任意ではありますし、会社側から指示や強要はできませんが、医師による面接指導を受けていただきたいと希望しています。なぜなら医師の面接により、自身で気づいていない心身不調について把握するきっかけにしてもらえたり、必要に応じて就業上の支援（時間外労働の上限や仕事内容の変更など）を検討してもらえたりすることで、メンタル不調に進展することを未然に防止できたことが先行例で把握されているからです。当然に　受ける／受けない　違いで、不利益な取扱いはなされません。
　従いまして、今回のストレスチェックで高ストレスという結果だった受検者の方につきましては、この機会にぜひ、（事業者（上司）に申出て）医師による面接指導をお勧め致します。
　ご希望される場合には、下記の窓口にお申し出ください。

［医師による面接指導の窓口］
職業性ストレスチェック実施センター　面接予約室 担当：○○ ○○
連絡先：電話番号0X-XXXX-XXXX　内線????
メールアドレス：????@???-????.co.jp

2）社内外相談窓口について
　また、ストレスチェック制度に基づく医師の面接指導以外にも、社内外に以下のような相談窓口が用意されています。今回のストレスチェックの結果に関わらずどなたでも、利用可能時間帯、随時利用できますので、体調面で何か気になることがあればお気軽にご相談ください。

［社内相談窓口］
○○会社××部 健康管理室 保健師 ○○ ○○
連絡先：電話番号0X-XXXX-XXXX　内線XXXX
メールアドレス：????@???-????.co.jp

［社外相談窓口］
＃＃＃＃（契約メンタルヘルスサービス機関）
電話カウンセリング 0120-XX-XXXX
予約対面カウンセリング 0120-XXX-XXXX
［公的機関］＜実例＞
メール相談：「働く人のこころの耳メール相談」
　　　　　　http://kokoro.mhlw.go.jp/mail-counseling/
電話相談：こころほっとライン
【専用ダイヤル】0120-565-455
　　　　（通話料無料・携帯、PHSからもご利用いただけます）
【受付日時】月・火／17:00～22:00、土・日／10:00～16:00
　　　（祝日、年末年始を除く）

【個人情報管理について】
　この面接指導は、就業上の措置、ひいては会社の安全配慮義務（従業員一人一人の安全と健康を守るための種々の配慮）の遂行の一助とするためのものです。面接の結果（通常勤務可、要就業制限、要休業）については、希望されない場合を除いて人事・所属職場上司等に報告されます。また、産業医が必要と判断した範囲で、会社に対して意見提示、助言指導等を行う場合があります。
　その他、産業医・保健師の面談で聴取した内容につきましては、受検者の安全や健康、生命に差し迫った危険・危機があると判断される場合を除き、守秘義務の範疇として取り扱われます。
　社外相談窓口につきましては当該機関のプライバシーポリシーに則って取り扱われます。

メンタルヘルス一般

☆「みんなのメンタルヘルス総合サイト」
厚生労働省運営のこころの健康や病気に関する総合サイトです。こころの病気についての知識や治療法、相談先、生活支援などが紹介されています。
http://www.mhlw.go.jp/kokoro/

☆働く人のメンタルヘルス・ポータルサイト「こころの耳」
厚生労働省委託事業にて運営されているサイト。事業者向け、労働者やその家族向けのメンタルヘルスに関する相談窓口やQ&A、全国の精神科・心療内科の医療機関検索などの情報があります。
http://kokoro.mhlw.go.jp/

☆「こころの健康気づきのヒント集」
厚生労働省の委託を受けて中央労働災害防止協会が作成した労働者のセルフケア情報集です。
http://www.mhlw.go.jp/new-info/kobetu/roudou/gyousei/anzen/101004-9.html

ストレスチェック制度構築支援

☆「ストレスチェック等の職場におけるメンタルヘルス対策・過重労働対策等」
厚生労働省によるストレスチェックに関する実施マニュアルやQ&A、質問票等を参照できるようにしたサイトです。
http://www.mhlw.go.jp/bunya/roudoukijun/anzeneisei12/

☆「ストレスチェック制度サポートダイヤル」
事業者、ストレスチェック制度担当者、実施事務従事者、実施者等からのストレスチェック制度の実施方法、実施体制、不利益な取扱いなどに関する相談にお答えします。
電話番号：全国統一ナビダイヤル　0570-031050

受付時間：平日10時〜17時（土、日、祝日、12月29日〜１月３日は除く）

http://www.johas.go.jp/sangyouhoken/helpline/tabid/1008/Default.aspx

☆「職業性ストレスチェック実施センター」

著者が実施者を担っているストレスチェック制度構築、運営、管理支援機関です。労働紛争の円満な解決に長けた森近特定社会保険労務士が実施事務従事者を担うので、プライバシー保護も含め安心して任せることができます。

http://stress-cc.com/

◎実施者のあてがなくても著者が追加料金なしで実施者を引き受けています。

職場復帰支援

☆独立行政法人高齢・障害・求職者雇用支援機構

① 「うつ病などで休職しており、職場復帰をお考えの方へ（リーフレット）」

同機構が無料で提供している職場復帰支援（リワーク支援）の説明です。効果的なのですが、プライバシーへの配慮の観点から、同一職場からは同時期、２人以上は受け付けていません。

http://www.jeed.or.jp/disability/person/om5ru800000008j6-att/om5ru800000008n4.pdf

②職場復帰支援（リワーク支援）〜ご利用者の声〜（パンフレット）

同機構のリワーク支援の概要や効果が把握できます。

http://www.jeed.or.jp/disability/person/om5ru800000008j6-att/om5ru800000008my.pdf

☆うつ病リワーク研究会

復職支援に向けたリワーク支援施設併設型の医療機関が検索できます。

http://www.utsu-rework.org/

☆合同会社パラゴン
労働者に対する職場復帰支援を提供する組織は、上記以外にも地方公共団体が構築しています。しかしながら企業を対象とした運用規定の整備や用意すべき書類書式の提供、職場復帰を希望する労働者への対応方法を教えてくれるわけではありません。その専門サービス「職場復帰支援ノウハウ提供サービスプラン」を著者は提供しています。
http://pro-sangyoui.com/eap#trial
◎**読者特典**：本書購入企業様には、同プラン利用料を３万円、割り引きます。問い合わせ時にお申し出ください。

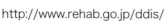

発達障碍者支援

☆発達障害情報・支援センター
国立障害者リハビリセンターによる発達障碍に関する信頼性の高い情報が集約されています。
http://www.rehab.go.jp/ddis/

☆独立行政法人高齢・障害・求職者雇用支援機構による雇用支援
障碍者の雇用支援に関する相談窓口、障害者雇用納付金の申告や助成金の受付、イベント・セミナーの開催や調査研究に関する情報等が提供されています。
http://www.jeed.or.jp/disability/index.html

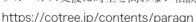

オンラインカウンセリング先

☆cotree社
公的な相談先では開設時間帯や曜日が限られている場合がほとんどです。そういった場合の相談先確保として、また、ストレスチェックでの補足的面談、メンタルが不得意な面接医による面接指導後の心理専門職によるフォローアップ等、社員のメンタルヘルス支援に時空を問わない相談方法を提供しています。
https://cotree.jp/contents/paragn

◎読者特典：上記サイトからの利用であれば、オンラインカウンセリングの初回利用料が1000円、割り引かれます。

社員研修用電子教材

社員研修用にと、以下の電子書籍を作成済です。

☆アマゾン刊Kindle版「ストレスチェック制度対応メンタル不調者と支援者のためのガイドブック」299円

本書の２章、３章、７章をわずか37ページに凝集かつ、平易な文章で構成しなおした内容で構成されています。

https://goo.gl/ifVJWO

☆楽天kobo版「メンタル不調者と支援者のための休職・復職ガイドブック復職後も元気に働き続けるために」299円

首都圏では毎日のように、いたましい「人身事故」によって電車が止まり、何万人もの生活の足に影響が出ています。その背景には、メンタル不調になった場合の支援が不十分な背景があること、著者により確認されています。労働者をそういう目にあわせない工夫や労働者自身が容易に実施可能な支援方法を紹介しています。

http://books.rakuten.co.jp/rk/ad02d5575ac33cbaa715d6eab1d9a22a/?scid=af_sp_etc&sc2id=348217479

☆楽天kobo版『ストレスチェック実施後の対策はこれ！うつ予防３法虎の巻』399円

定期健康診断が、受けっぱなしではなくその後の生活習慣改善が大切なように、こころの面での定期健康診断であるストレスチェックも受けっぱなしで終わらせるのではなく、どういうことをしたらストレス耐性が向上しメンタル疾患に罹らずにすむのかをまとめています。

http://books.rakuten.co.jp/rk/f0d1aff38ee632228f92b794c67c3b70/

あとがき

　心の病にて休職を余儀なくされている労働者によると、わずか15分という精神科外来枠のなかに、診察を求める方が6人も8人も押し寄せているように、精神科外来はメンタル不調者であふれかえる現実があります。日ごろ、メンタルヘルスに長けた医師に相談する機会が中々確保できない企業でも、職場のストレス源が「心の病」へと発達することを抑止するのみならず、ストレスをプログレスへと発展させる方法を本書に満載しました。
　その根幹は世界的経営コンサルタント会社にて「コンサルタントのコンサルタント」として支援するなか編み出した「ストレス・マネジメント＆ヘルスケア体系」です。著者は「全人的医療」の観点から、心身双方における病気や怪我の発生予防方法の労働者への提供を通じて、契約している企業の生産性を向上する支援を提供することを生業としてきているから編纂を頼まれたものと理解しております。
　「全人的医療」といえる理由は、内科学・スポーツ医学・精神医学といった医学系専門科目を修めた医師という立場に加え、「労働衛生コンサルタント」という労働者の働きやすい作業環境の改善ができるようにと労働衛生工学・産業中毒学・疫学を履修しました。また栄養学・行動科学・睡眠生理学、そして民法・行政法も法科大学院で学んできているからです。これらの中で科学的にも有効だという対策を1次予防（ならない）、2次予防（出さない）、そして3次予防（こじらせない）という軸から10年以上編纂を重ねてきています。これら編纂物の成果により、多くの組織における人財管理や労務・健康管理水準は向上することに自信を持っております。実際に抑うつ性障碍による休職者ゼロを達成した東証一部上場企業も出たほどでした。そこで科学的や経営的なな妥当性を問いたく医師向けの専門書と人事労務管理者に向けた専門誌で紹介したところ好評を得られました。その内容は以下で公開されました。
① 「ストレス・マネジメント」誌2014年6月号、8月号に連載されたストレス関連疾患の予防方法（主に1次予防）
② 「先見労務管理」誌2015年4月25日号から全8回に亘って連載された「"うつ"からの職場復帰支援ナビ」（主に3次予防）
③ 「先見労務管理」誌2015年12月25日号より連載中の「これで安心！ストレ

スチェックの実施事務」（1、2次予防）

　本書は上記に加え、共同研究者との職域を対象とした研究から得られた成果、そして精神科修練させてもらっている「師匠」の出した研究結果、産業カウンセラーの田村隆さんによるキャリアコンサルティング事例、自らも罹災者ながら熊本の地で震災罹災者の心のケアに邁進されている精神保健福祉士の福島弘達氏による発達障碍者支援方法、就労移行支援事業に生活支援員として従事されている介護福祉士で産業カウンセラーの渡部真理子さん、協働させてもらっている社会保険労務士の森近宗一郎先生、上松義康先生、土屋雅子先生、福田綾子先生、沼田博子先生、小嶋かつら先生、小山貴子先生、そして2級キャリア・コンサルティング技能士の上之園洋一さんからの情報を加味することで質をさらに向上することが叶いました。この場を借りてお礼申しあげます。

　むろん、本書は完成形ではありません。現在も企業からの求めに応じ、専門とする第一線の研究者を交え解決方法を考案かつ検証するプロジェクトも構築しています。今般の「ストレスチェック制度」をきっかけとした更に働きやすい職場環境の形成やハラスメント撲滅、キャリア・コンサルティングを通じたより働き甲斐を感じる仕事選びの推進協議も始まっています。女性や高齢者でも働きやすい労働市場の形成や多様な働き方の促進には、働き方改革に向けた研修や教育コンテンツも必要になります。このように現場における問題点を解決するために、そしてそれらを通じてさらに高い品質を誇るサービスを提供するために、読者からの課題のご提供をお待ちしております。共に解決に向け取り組めたら幸いです。

Think tomorrow, today !

著 者

さくらざわ博文

産業医科大学卒業後、京都大学大学院に働きながら通学。社会健康医学修士号や医学博士号も取得。その後、法科大学院に通いながら世界的経営コンサルタント企業にて"ストレス・マネジメント"体系を練成。"ストレス・マネジメント"体系は多くの企業の労務管理を飛躍的に変革させている。現在は合同会社パラゴンの代表社員として「ストレスチェック制度」導入支援中（仔細はホームページ：http://pro-sangyoui.com 参照のこと）。

日本産業衛生学会認定指導医、産業医科大学認定メンタルヘルスエキスパート産業医、神奈川県スキー連盟認定スキー指導員。

もう職場から"うつ"を出さない！

平成28年11月15日　初版発行

著　者　さくらざわ　博文
発　行　企業通信社
　　　　〒170-0004 東京都豊島区北大塚1-16-6
　　　　TEL　03-3917-1135
　　　　FAX　03-3917-1137
発売元　労働調査会
　　　　〒170-0004 東京都豊島区北大塚2-4-5
　　　　TEL　03-3915-6401
　　　　FAX　03-3918-8618
　　　　http://www.chosakai.co.jp/

ISBN978-4-86319-586-8

落丁・乱丁はお取り替え致します。
本書の一部あるいは全部を無断で複写複製することは、法律で認められた場合を除き、著作権の侵害となります。